Dr. Kathrin Vergin ist Geschäftsführerin des Emotional Eating Instituts in Hamburg. Sie arbeitet als Ernährungstherapeutin und Heilpraktikerin für Psychotherapie. Als ehemals Betroffene kann sie bei der Betreuung ihrer Patient*innen – meist Menschen mit starkem Über- oder Untergewicht bzw. mit Essstörungen – nicht nur auf ihre fachliche Kompetenz, sondern auch auf ihre eigene Erfahrung zurückgreifen. Neben ihrer Tätigkeit als Ernährungscoach hält Dr. Kathrin Vergin Vorträge und Seminare in Firmen und engagiert sich in der Ernährungsberatung von Krebspatient*innen.

Dr. Kathrin Vergin

Emotional Eating

Wie du die Hintergründe deines Essverhaltens verstehst und zu innerer Balance findest

Rowohlt Taschenbuch Verlag

Originalausgabe
Veröffentlicht im Rowohlt Taschenbuch Verlag, Hamburg, Januar 2023

Redaktion Ulrike Gallwitz
Covergestaltung zero-media.net, München
Coverabbildung Markus Hertrich
Innengestaltung und Grafiken Daniel Sauthoff
Satz Scala OT bei Dörlemann Satz, Lemförde
Druck und Bindung CPI books GmbH, Leck
ISBN 978-3-499-00454-4

Die Rowohlt Verlage haben sich zu einer nachhaltigen Buchproduktion verpflichtet. Gemeinsam mit unseren Partnern und Lieferanten setzen wir uns für eine klimaneutrale Buchproduktion ein, die den Erwerb von Klimazertifikaten zur Kompensation des CO_2-Ausstoßes einschließt.
www.klimaneutralerverlag.de

FSC www.fsc.org
MIX
Papier | Fördert gute Waldnutzung
FSC® C083411

HINWEIS

Die Ernährungsmedizin, die Psychotherapie und auch die Ernährungswissenschaften allgemein unterliegen einem fortwährenden Entwicklungsprozess, sodass alle Angaben (insbesondere zu diagnostischen und therapeutischen Verfahren) immer nur dem Wissensstand zum Zeitpunkt der Drucklegung des Buches entsprechen können. Die Leser*innen dieses Buches selbst bleiben verantwortlich für jede diagnostische oder therapeutische Applikation, Therapie, Medikation oder Diagnose. Die Inhalte in diesem Buch richten sich an körperlich und psychisch gesunde Menschen. Sie wurden von der Autorin nach bestem Wissen erstellt und mit größtmöglicher Sorgfalt recherchiert, bieten aber keinen Ersatz für einen kompetenten medizinischen Rat. Weder die Autorin noch der Verlag können für eventuelle Nachteile oder Schäden, die aus in diesem Buch gegebenen Hinweisen resultieren, eine Haftung übernehmen.

Da es sich bei den Leser*innen dieses Buches zum größten Teil um Mädchen und Frauen handelt, wurde im Buch zur besseren Lesbarkeit nur die weibliche Form gewählt. Jungen und Männer sind selbstverständlich genauso gemeint und sollen hier nicht ausgeschlossen werden. Alle Personenbezeichnungen mögen daher im Sinne von Patient*innen (m/w/d) verstanden werden, um neben dem weiblichen und männlichen Geschlecht auch alle Menschen zu inkludieren, die sich nicht einem der beiden Geschlechter zugehörig fühlen.

Bezüge auf weiterführende Literatur, wichtige Artikel, Informatio-

Die schwierigste Zeit in unserem Leben
ist die beste Gelegenheit, innere Stärke zu entwickeln.

DALAI LAMA

INHALT

VORWORT VON HANNAH FREY

Während Essstörungen wie Bulimie, Magersucht und Binge Eating allgemein bekannt sind, wird dem emotionalen Essen immer noch recht wenig Beachtung geschenkt. Dabei betrifft das Essen, mit dem vorrangig negative Gefühle und Empfindungen wie Einsamkeit, Angst, Trauer, Langeweile und Stress unterdrückt werden, sehr viele Menschen.

Denn Essen hilft, Emotionen und Gefühle zu verdrängen – wenn auch nur kurzfristig. Und so essen viele von uns, obwohl sie überhaupt keinen körperlichen Hunger verspüren.

Gerade in Bezug auf einen übermäßigen Zuckerkonsum gibt es viele Trigger für emotionales Essen, die oftmals schon früh in unserer Kindheit verankert wurden. Als Kinder wurden wir mit Süßigkeiten getröstet und belohnt. Durch Zucker wird Zuneigung ausgedrückt – so ist beispielsweise der Geburtstagskuchen mit vielen Emotionen verbunden, genau wie die Schachtel Pralinen, mit der wir uns bei anderen Menschen bedanken.

Kein Wunder also, dass wir bei Langeweile, zur Belohnung nach einem stressigen Arbeitstag, um zu motivieren oder wenn es uns schlecht geht, zu Schokolade und anderen Süßigkeiten greifen. Süßigkeiten vermitteln uns scheinbar Geborgenheit, geben uns Trost und entspannen uns.

Über diese Muster sind wir uns oft nicht im Klaren, liegen die Wurzeln doch häufig weit in unserer Vergangenheit. Dies wiederum führt dazu, dass viele Menschen es nicht schaffen, ihren Zuckerkonsum langfristig zu reduzieren und sich gesünder zu ernähren.

Nach vielen vergeblichen Versuchen sind sie frustriert, weil die Stellschrauben, an denen wirklich gearbeitet werden muss, nicht erkannt wurden.

Genau hier setzt Dr. Kathrin Vergin an: In diesem Buch teilt sie ihr enormes Wissen und ihre jahrelange Erfahrung auf dem Gebiet des emotionalen Essens mit uns. Sie hat eine einzigartige Methode entwickelt, mit der du das emotionale Essen lösen kannst – damit du negative Gefühle zukünftig nicht mehr mit Essen linderst.

Ich wünsche dir viel Erfolg dabei!

Deine
Hannah Frey

EINLEITUNG

Wenn ich rückblickend betrachte, wie viel Energie, Gedanken und Kraft ich in das Thema Essen, die eigene Figur oder auch das Abnehmen von Körpergewicht gesteckt habe, ist das ganz schön beängstigend. Seit meinem 16. Lebensjahr drehte sich ein Großteil meines Tages darum, mich mit Kalorien, mit meinem Gewicht, aber vor allem mit dem Kampf gegen meinen inneren Heißhunger zu befassen.

Lange Zeit wusste ich nicht, dass mehr hinter dem Thema Essverhalten steckt, und glaubte, es gehe nur darum, weniger Kalorien zu mir zu nehmen, als ich verbrenne, oder es sei die Lösung, sich einfach beim Essen «zusammenzureißen». Der Prozess zu einem gestörten Essverhalten beginnt immer schleichend, indem man die Kalorienzufuhr anpasst und die eigenen Bedürfnisse unterdrückt, so war es auch bei mir. Man glaubt, es habe alles nur etwas mit der eigenen Disziplin zu tun, und man müsse einfach nur lernen, sich zu beherrschen. Doch wie lange hält man eine solche Selbstkasteiung durch? Wie lange dauert es, bis man doch wieder schwach wird und viel zu viel Schokolade oder Junkfood isst?

Ich erinnere mich an viele solcher Phasen. An lähmenden Hunger, an exzessive Sportprogramme zum Ausgleich meiner Essattacken, ans Kalorienzählen, an Shakes und andere «Wundermittel». Aber noch stärker in Erinnerung geblieben ist mir die innere Zerreißprobe, die es bedeutete, vor Süßigkeiten, Kuchen oder Fast Food zu stehen und nicht zugreifen zu dürfen, weil ich es mir mal wieder selbst verboten hatte. Rückblickend habe ich mit diesen ganzen Dingen nicht nur meinen Körper gequält, sondern auch immer mehr meine Seele.

In den darauffolgenden 14 Jahren habe ich zugenommen, abgenommen, noch mehr zugenommen und mich schließlich mit einem Gewicht von über 100 Kilogramm einfach selbst aufgegeben. Nicht weil ich nicht mehr schlank sein wollte, sondern weil meine Energie und meine Motivation für einen neuen Diätversuch, der dann vermutlich doch wieder scheitern würde, aufgebraucht waren.

Dabei war das Abnehmen an sich erst mal gar nicht so schwer. Mit einem gut gesteuerten Kaloriendefizit nimmt jeder irgendwann ab. Die Schwierigkeit ist vielmehr, das Gewicht dauerhaft zu halten. Zu wissen, dass ich mein Leben lang mit Verzicht würde leben müssen, machte mir unbewusst Angst und hemmte mich. Ich wusste, ich nehme schon vom Riechen an der Chipstüte gefühlte zwei Kilogramm zu, konnte aber der Versuchung trotzdem oftmals nicht widerstehen.

In all diesen Jahren suchte ich zunehmend verzweifelt nach neuen Methoden oder Tools, die mir helfen sollten zu verstehen, warum es mit dem Wunschgewicht einfach nicht funktionieren wollte. Dabei wurde mir schließlich klar, dass nicht unser zu geringes Wissen über Ernährung das Problem ist. Wir alle wissen, was Kohlenhydrate, Fette und Proteine sind, und haben uns vielleicht sogar schon mehrere Ernährungsratgeber gekauft, Diättipps in TV-Sendungen angesehen oder in Zeitschriften über Diäten gelesen. Doch was mir heute mehr als klar ist: Wenn wir unser Essverhalten und damit uns selbst nicht besser verstehen lernen, werden uns noch mehr Knowhow über Kalorien und noch mehr tolle Rezepte und Abnehmprodukte auch nicht weiterhelfen.

Hinter dem Thema Abnehmen, Essanfälle oder auch Essstörungen steckt einfach viel mehr, als man mit der klassischen Ernährungslehre je erfassen könnte. Es geht um die eigene Prägung beim Essen, die eigenen Glaubenssätze, die eigenen Gewohnheiten und den eigenen Umgang mit Stress, Konflikten und Bedürfnissen. Erst wenn wir verstehen, wie das eigene Essverhalten unbewusst abläuft und welche Auslöser dazu führen, dass wir zu Essen greifen und es als Ersatz für innere Bedürfnisse missbrauchen, haben wir eine Chance, diesen Kreislauf zu durchbrechen. Denn erst wenn wir wirklich wissen, was wir erreichen wollen, oder gerade auch, warum wir etwas erreichen wollen, haben wir den wahren Schlüssel für den Prozess der Selbstfindung entdeckt. Die Frage nach dem Warum scheint dabei zunächst simpel zu sein, doch auf den kommenden Seiten wirst du erkennen, dass es mehr Gedanken erfordert, diese Frage zu beantworten, als es auf den ersten Blick scheint.

Im Laufe meiner eigenen Geschichte sowie in meiner Arbeit als Ernährungstherapeutin stellte sich für mich immer deutlicher heraus, dass es die Ernährungspsychologie ist, die den Schlüssel zum Erfolg in sich birgt, und so habe ich mich auf genau dieses Thema spezialisiert. Mit der Emotional-Eating-Methode helfe ich meinen (vorwiegend weiblichen) Patientinnen, ihr Essverhalten zu entschlüsseln und sich Techniken anzueignen, die ihnen dabei helfen, wieder einen normalen Umgang mit dem Essen zu finden und damit auch ihr Wunschgewicht zu erreichen. Egal ob die Patientinnen mit einer Essstörung, emotionalem Essverhalten oder auch anderen psychischen Hintergründen zu mir kommen: All dies ist heilbar.

Mit meinem *Emotional-Eating-Tagebuch*, das 2020 erschienen ist, wollte ich meinen Patientinnen und allen Ratsuchenden ein Hilfsmittel an die Hand geben, mit dem sie das eigene Essverhalten dokumentieren und anschließend verbessern können. Das Tagebuch ist aus der Arbeit in meiner Praxis entstanden und hat rein gar nichts mit typischem Kalorienzählen zu tun. Es geht vielmehr darum, seine Emotionen beim Essen zu erfassen und mit typischen Routinen und Gewohnheiten in Verbindung zu bringen. Denn Gewohnheiten können sehr mächtig sein, wie wir in diesem Buch noch sehen werden. Meine Erfahrung und die meiner Patientinnen haben gezeigt, dass das Führen eines Tagebuchs aktiv dabei helfen kann, Stress abzubauen und sich auf das Positive im Leben zu konzentrieren. So sehen wir plötzlich wieder Dinge im Alltag, die wir sonst schnell ausblenden. Außerdem erinnert es uns daran, uns selbst auch immer wieder etwas Gutes zu tun und im Alltag nicht nur noch «zu funktionieren». Wer Tagebuch schreibt, ordnet oder leert sogar seinen Kopf für eine gewisse Zeit und fühlt sich mit seinen Gedanken weniger belastet.

Das ständige Nachdenken über Probleme, über Konflikte oder über Sorgen, den eigenen Körper betreffend, erzeugt Stress und macht uns oft handlungsunfähig. Mit dem *Emotional-Eating-Tagebuch* wollte ich erreichen, dass meine Patientinnen und Leserinnen ihre Gedanken in geregeltere Bahnen lenken können. Natürlich löst das Schreiben eines Tagebuchs die Probleme nicht, aber es hilft, seine Gedanken zu sortieren und wieder Struktur in den Kopf zu bringen. Es gibt uns die Kontrolle zurück, die wir oftmals beim Essen oder auch in anderen Konfliktsituationen verlieren. Das Gefühl von Kontrollverlust ist für viele von uns nämlich ebenfalls ein größeres Problem. Das *Emotional-Eating-Tagebuch* wird im Weiteren noch Thema sein und kann mit diesem Buch kombiniert werden.

Das Tagebuch hat sich in meiner Praxis als großartiges Tool bewährt und dient in meinen Coachingsessions oft als Grundlage für die gemeinsame Arbeit. Doch hat nun mal nicht jeder und jede einen persönlichen Experten an der Seite, der ihm oder ihr dabei hilft, die eigenen Eintragungen zu deuten, zu hinterfragen und daraus die richtigen Handlungen abzuleiten. Das wurde mir immer stärker bewusst, je mehr ich mit Leserinnen und Patientinnen dazu im Austausch stand und dabei auch viel Feedback zum Tagebuch erhalten habe. Mir wurde klar, dass ein solches Tagebuch nur dann seine volle Wirkung entfalten kann, wenn parallel dazu noch das passende Hintergrundwissen vermittelt wird. Unter anderem deshalb habe ich dieses Buch geschrieben.

Denn nur Dinge aufzuschreiben, ohne zu wissen, wie man damit weiter verfahren soll, bringt einen natürlich nicht wirklich weiter. Den Erfolg bringt am Ende das Handeln, und dazu möchte ich dich in diesem Buch anleiten. Mit meiner Emotional-Eating-Methode zeige ich dir, wie du deine bisherigen Erkenntnisse wirklich nutzen kannst.

Während der Arbeit an diesem Buch habe ich mit Experten, Psychologen und Therapeuten gesprochen, habe Studien aus den Themenbereichen Ernährung, Verhaltenstherapie und Psychologie gelesen und eines herausgefunden: Nichts davon hilft einem für sich genommen dabei, das Wissen in der Praxis umgehend anzuwenden und für sich individuell zu nutzen. Es geht in diesen Studien immer nur um Erklärungen, Zahlen, Daten, Fakten, Fallbeispiele und am Ende um Andeutungen, wie wir das Ganze für uns umsetzen können – sicherlich auch deshalb, weil unsere Psyche ein komplexes System ist. Eine Methode oder Formel, die zu einer greifbaren Lösung bei Essproblemen verhilft, gibt es dagegen nicht. Oftmals ist man mit noch mehr Knowhow genauso schlau wie vorher und fragt sich: Was mache ich nun damit? Und so könnte es einem auch mit meinem Tagebuch ergehen, wenn man nicht über das nötige Hintergrundwissen verfügt.

Ein Grund mehr, endlich ein Buch mit Praxis- und Anwendungsbezug zu schreiben, in dem gezeigt wird, wie man die eigenen Gewohnheiten beim emotionalen Essen verstehen lernt und mit wirkungsvollen Methoden zum richtigen Essverhalten findet. Aus meiner Erfahrung weiß ich, dass das Zurückfinden zum persönlichen Essverhalten ganz individuell sein und für jeden etwas anderes bedeuten kann. Die Herausforderung ist also, viele praxistaugliche Methoden mit Individualismus zu kombinieren.

Ich habe mich schon häufiger gefragt, ob das *Emotional-Eating-Tagebuch* vielleicht der zweite Schritt vor dem ersten war, und daher freue ich mich, die Lücke mit diesem Buch nun schließen und sagen zu können: Herzlich willkommen zu einem ganz neuen Abschnitt auf deiner Reise durch das emotionale Essverhalten. Dieses Buch kann für dich ein Wendepunkt werden. Ich zeige dir, wie du aus deiner bisherigen Rolle, deinen Gewohnheiten und Routinen in eine neue Welt aufbrechen kannst, frei von Heißhunger, Essanfällen und Selbstzweifeln.

Du bist wohl die beste Besetzung, wenn es um die Rolle deines eigenen Lebens geht, und es ist schön, dass du dieses Buch nun in den Händen halten kannst. Es ist ein Drehbuch für deine mögliche Zukunft, mit dem es dir gelingen soll, deine bisherigen Erfahrungen mit deinem Essverhalten in eine neue Lebensweise zu überführen, die dich zu einer glücklicheren, schlankeren und entspannteren Version deiner selbst macht.

Ich werde dir die Zusammenhänge hinter dem Essverhalten erklären und dir zeigen, wie Gewohnheiten, Routinen und auch die eigenen Bedürfnisse dein Verhalten steuern. Das wird dir dabei helfen, vieles durch eine ganz neue Brille zu betrachten, und du wirst erkennen, wie du daraus Vorteile ziehen kannst.

Um sich weiterzuentwickeln und alte Zöpfe abzuschneiden, muss man die eigene Handlungsebene und die Beziehungsebene berücksichtigen. Das bedeutet, du wirst in diesem Buch lernen, wie du dein bisheriges Essverhalten mit der Wirkung von Konflikten und äußeren Einflüssen verbinden und damit verstehen kannst. Du wirst erkennen, wie deine wirklichen Bedürfnisse hinter dem Stress- oder Frustessen aussehen, und du wirst lernen, viel besser mit Dingen wie Stress, Problemen und sozialen Konflikten umzugehen, ohne dafür Essen missbrauchen zu müssen. Im besten Fall bekommst du so eine ganz neue Sichtweise auf dich selbst. Dieses Buch kann auf dem *Emotional-Eating-Tagebuch* aufbauen, du kannst es aber auch ohne dieses nutzen.

Die von mir vorgestellte Emotional-Eating-Methode wird in jedem Fall deine Bereitschaft zur Mitarbeit erfordern und dir den Mut abverlangen, dich inhaltlich damit auseinanderzusetzen. Das bedeutet, dass du dich wieder mit dir selbst befassen und dich immer wieder reflektieren musst. Du wirst alte Gewohnheiten loslassen und damit einen Teil deiner bisherigen Kontrolle abgeben müssen, um neue Verhaltensweisen in dein Leben zu lassen. Es wird vielleicht an der einen oder anderen Stelle nicht leicht, aber wenn du dich auf diese Methode einlassen kannst und dabeibleibst, kannst du dein emotionales Essverhalten ablegen. Manchmal wird es sich für dich nicht gerade wie ein Spaziergang anfühlen, aber wenn du ins Handeln kommst, wird sich auch etwas bewegen, und du wirst die Erfolge spüren. Also keine Angst, ich leite dich an und unterstütze dich dabei.

Ich werde dir zeigen, wie du mit der Emotional-Eating-Methode und deiner bisherigen Selbstbeobachtung altes Essverhalten ablegen und neue, bessere Routinen schaffen kannst. Eine Methodik, die zwar deine Mitarbeit erfordert, aber dir gleichzeitig viel Input und Inhalte liefert. So habe ich mich für dich in die Tiefen der Psychologie und Ernährungstherapie gestürzt und die für mich wesentlichen Ergebnisse mit meiner Praxiserfahrung in diesem Buch zusammengetragen. Zusätzlich stelle ich dir einige meiner Patientinnen vor und lasse ihre Geschichten für sich sprechen. Sie zeigen dir, wie sie mit meiner Methode ihren persönlichen «Change» geschafft haben und wie ihre Erfolge aussehen. Dabei verraten sie dir ein paar tolle Tipps und Tricks aus ihrem Alltag.

Zusätzlich zu den aufschlussreichen Geschichten meiner Patientinnen gebe ich dir verschiedene Expertenbeiträge an die Hand, unter anderem von Hannah Frey, Niko Rittenau, Simone Kumhofer und Dr. med. Golo Röhrken. Sie haben zu verschiedenen Teilaspekten der Emotional-Eating-Methode jeweils ihre spezifische Sichtweise beigesteuert, was dieses Buch zusätzlich bereichert. Die Experten erläutern, wie sie das Thema emotionales Essen vielleicht auch selbst erlebt haben oder im Rahmen ihrer Tätigkeiten bewerten.

Zu guter Letzt gibt es immer wieder kleine Exkurse im Buch, die dir einen detaillierteren Einblick in verschiedene Themen eröffnen. Sie sollen dir helfen, dein persönliches Wissen im Bereich Ernährung und Psychologie weiter auszubauen.

Nun wünsche ich dir viele neue Erkenntnisse, Spaß und Erfolg mit diesem Buch. Die Lektüre wird sich für dich lohnen. Versprochen!

Danke für dein Vertrauen.

Deine

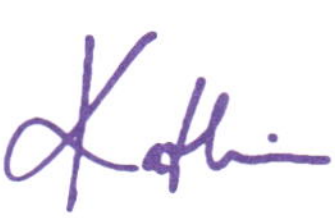

KAPITEL 1

Die Emotional-Eating-Methode – Über emotionales Essen

Emotionales Essen

Vom Abnehmen und Zunehmen

Wie du vielleicht schon in der Einleitung gemerkt hast, ist mir die Geschichte vom Abnehmen und wieder Zunehmen nicht gerade fremd. Im Gegenteil. Ich habe viele Diäten gemacht, und das auch recht erfolgreich. Abgenommen habe ich dabei immer. Irgendwie. Mal mit einfacheren Methoden über längere Zeit, mal mit massivem Kaloriendefizit über einen kürzeren Zeitraum. Mal waren es fünf Kilogramm, mal zehn Kilogramm oder noch mehr. Zu meinen Gewichtshochzeiten stand die Waage bei über 100 Kilogramm. Es war ein schleichender Prozess, der sich entwickelte, weil ich nach einer Diät immer mehr wog als vorher. Immer weitere kleine Treppenstufen hin zum neuen Höchstgewicht. Ich war selbst Binge Eaterin und damit von Essanfällen und emotionalem Essen betroffen, kenne das Ganze also nicht nur aus fachlicher, sondern auch aus persönlicher Erfahrung.

In den letzten 14 Jahren habe ich viele Trends kommen und gehen sehen, und bei den Abnehmwilligen und auch bei meinen Patientinnen wechselten sich immer wieder neue Ernährungsformen in ihrer Beliebtheit ab. Es gibt mittlerweile einfach viel zu viele Informationsquellen und damit auch widersprüchliche Aussagen. Auch Studien widersprechen sich zum Teil, und verschiedene Fakten werden je nach Standpunkt unterschiedlich ausgelegt. Diese Fülle an Meinungen und Informationen können wir irgendwann gar nicht mehr richtig einordnen. Ein Effekt, der mit «Paralyse durch Analyse»[1] umschrieben wird. Damit ist das übermäßige Analysieren von Informationen – zum Beispiel zum Thema Ernährung – gemeint, wodurch das bewusste Treffen von Entscheidungen hinausgezögert oder gar verhindert wird. Das bedeutet, dass das Befassen mit Ernährung und den damit verbundenen Trends und Methoden uns oftmals eher hemmt oder paralysiert, als dass es nützt, und wir durch sich widersprechende Inhalte vom eigentlichen Handeln abkommen. Denn nur, wenn wir ins «Tun» kommen, nehmen wir ab oder kommen unserem eigentlichen Ziel wirklich näher.

Auch wenn es etwas überspitzt formuliert sein mag, so glaube ich doch an die These: «You can't cheat physics.» Das bedeutet: Abnehmen ist nüchtern betrachtet keine Sache, die hochwissenschaftlicher Methoden oder gar therapeutischer Hilfe bedarf. Der Körper nimmt zwangsläufig ab, wenn wir weniger Kalorien zuführen, als wir verbrauchen. Das bedeutet, wir erzeugen ein Kaloriendefizit. Wer sich daran hält, nimmt ab. Früher oder später. Diäten sind aber leider nicht die Lösung des Problems. Sie sind eher das Problem. Und genau dazu wirst du in diesem Buch noch sehr viel mehr erfahren. Denn willst du wirklich etwas verändern, so gibt es mehr zu beachten als Kalorien, Grundumsatz und andere physikalische Messgrößen.

Das bringt mich direkt zu meiner zweiten Aussage: «Diäten scheitern deshalb, weil wir sie nicht dauerhaft durchhalten können.» Und wenn man es mal aus der Sicht der Lebensmittel- oder der Diätindustrie betrachtet, sollen wir das auch gar nicht. Insgesamt hatten laut Statistik im Jahr 2020 rund 20 Millionen Personen in Deutschland Interesse an Diäten und Diätprodukten. Rund 4,26 Millionen davon investierten ihr Geld in Diätprodukte. Etwa 1,1 Milliarden Euro wurden im Jahr 2020 in diesem Segment umgesetzt.[2] Tendenz steigend. Hinter dieser Industrie steckt also ein lukrativer Milliardengewinn. Wenn nun all die angepriesenen Diäten funktionieren würden, würde man daran aber nichts mehr verdienen können. Wird klarer, was ich meine? Ja, oder? Das, was wir als Verbraucher und Nutzer von Diätprogrammen meist noch nicht ganz durchdrungen haben, nutzt die Industrie dabei schon lange zum eigenen Vorteil und somit wieder zu unserem Nachteil aus: das Spiel mit unseren Emotionen. Es wird ausgenutzt, dass wir instinktiv nach Abkürzungen suchen, um schlanker, fitter und gesünder zu werden. Man lockt uns aber nur mit dem Endergebnis einer möglichen körperlichen Veränderung und bietet uns dafür offensichtlich viel zu einfache Methoden und Ernährungsformen an, die diesen Prozess ohne viel Aufwand möglich zu machen scheinen. Alles, was wir dazu tun müssen, ist, uns an den Plan und die Vorgaben zu halten. Und wir glauben es. Die Lebensmittelindustrie verlässt sich darauf, dass wir nicht dauerhaft zufrieden mit uns sein werden, und nutzt dies zu ihrem Vorteil aus, indem sie uns Diäten und Produkte anbietet, die uns vielleicht nie ans Ziel kommen lassen. Hier wird der Gedanke vermittelt: «Wer viele Produkte kauft, bekommt auch viel zurück!» Doch das ist leider falsch. Warum?

Bei Diäten geht es allein um einen körperlichen Effekt oder eine optische Veränderung. Diäten funktionieren damit fast ausschließlich auf unserer Verstandesebene, das heißt über rationales Denken und Handeln und damit das stupide Befolgen von Ernährungsplänen und Kalorienvorgaben. Leider ist eine dauerhafte Veränderung aber nur möglich, wenn wir auch die emotionale und psychologische Seite hinter unserem Gewichts- oder gar Körperproblem kennenlernen. Diäten arbeiten so gegen unser Unterbewusstsein und sind damit Risikofaktoren für unkontrolliertes Essverhalten und emotionales Essen. Unsere Essgewohnheiten laufen auf einer unbewussten Ebene im sogenannten limbischen System unseres Gehirns ab. Die Kommunikation zwischen Vernunft auf rationaler Ebene und den Emotionen auf einer unbewussten Ebene funktioniert damit praktisch nicht, und so arbeiten wir bei einer Diät an uns selbst vorbei. Wir werden später noch sehen, welche entscheidende Rolle das Gehirn in diesem Spiel einnimmt.

Wie ich aus eigener Erfahrung sagen kann, schränken Diäten uns durch ihre unflexiblen Regeln in unseren Bedürfnissen ein und fördern damit Kompensationsmechanismen, die sich im Brechen der Diätregeln äußern. Essen wird so zu einer emotionalen Kompensationsdroge. Gerade diese Situation nutzt die Diätindustrie aus, indem sie uns vermittelt, wir seien nur dann glücklich, wenn wir auf der körperlichen Ebene Ergebnisse erzielen und uns damit an ihre Ideen und Produkte halten. Wenden wir uns aber vom Diätplan ab und folgen unseren Bedürfnissen, ist es oftmals schnell vorbei mit dem Erfolg, und wir kehren zurück in den alten Teufelskreis. Ausgeliefert an unsere Gewohnheiten und Emotionen.

Körper und Psyche stehen gerade beim Thema Gewicht und Essverhalten immer in Verbindung, was gleichzeitig bedeutet, dass wir für eine körperliche Veränderung immer auch eine mentale Veränderung durchlaufen müssen. Das passiert jedoch nicht durch ein restriktives Essverhalten, exzessive Sportprogramme oder Kalorienzählen. Mit einem solchen Vorgehen opfern wir den Erfolg eines langfristigen Gewichtsverlusts für eine zu schnelle Abkürzung. Veränderungen lassen sich nur dann wirklich herbeiführen, wenn wir das eigene Essverhalten verstehen und steuern lernen. Reglementierungen stellen somit keine Lösung des Problems dar, sondern sind lediglich ein Versuch, Kontrolle auszuüben. Der Druck, den wir durch Diäten aufbauen, erzeugt irgendwann einen Gegendruck, und somit endet fast jedes Verbot früher oder später in einem Essanfall und damit in einem Ausbruch aus den eigens auferlegten Regeln. Es sind also die Emotionen, die unsere Aufmerksamkeit brauchen, wollen wir nachhaltig etwas an unserem Essverhalten ändern.

Übergewicht oder auch die Unzufriedenheit mit dem eigenen Körper beruhen meist nicht ausschließlich auf einer falschen Kalorienzufuhr, sondern sind viel eher Symptome eines tiefer liegenden Problems: Sie sind das Ergebnis unserer Essgewohnheiten, nicht befriedigten Bedürfnisse, Überzeugungen, Glaubenssätze, Ansichten und Routinen. Mit dem Beginn einer Diät suchen wir, einfach ausgedrückt, bewusst oder unbewusst nach einem anderen Schuldigen als uns selbst und versuchen zum Beispiel den Kohlenhydraten die Schuld zu geben. Innerlich wissen wir aber, dass es nicht die bösen Kohlenhydrate sind, die unsere aktuelle Situation verursachen, sondern dass es eher an unseren falschen Essgewohnheiten und damit an uns selbst liegt. Mit einer Diät versuchen wir also nur, der Arbeit mit uns selbst aus dem Weg zu gehen und es zu vermeiden, uns unseren eigentlichen Problemen und Bedürfnissen zu stellen. Diäten sind somit ein Ausdruck der inneren Ratlosigkeit. Da wir wissen, dass wir mit Achtsamkeit und intuitivem Essen keine sofortigen Antworten erwarten können und damit auch keine schnellen Ergebnisse erzielen werden, lassen wir uns auf die Versprechen der Diätindustrie ein und erzwingen einen kurzfristigen Effekt, anstatt die eigenen Ernährungsgewohnheiten dauerhaft umzustellen. Statt uns mit uns selbst zu befassen, geben wir so die Verantwortung für das eigene Scheitern ab und verpassen es, eine gesunde Beziehung zu uns und dem Essen aufzubauen.

Wenn es also um das Thema Abnehmen und Zunehmen geht, braucht es zwei Ebenen für den sicheren Erfolg: die physische und die psychische Ebene. Die physische Ebene umfasst das Wissen über körperliche Prozesse, Ernährung und den eigentlichen Ablauf des Abnehmprozesses. Die psychische oder besser mentale Ebene befasst sich dagegen mit unserer persönlichen Einstellung, die uns überhaupt zum Handeln auf der körperlichen Ebene befähigt. Denn allein durch das Wissen über körperliche Prozesse und Ernährung ändert sich erst mal nichts. Eine Änderung lässt sich nur durch die Kombination beider Ebenen und eine kontinuierliche Umsetzung erreichen.

Um das zu verdeutlichen, werde ich im Folgenden genauer auf das Thema Emotionen und Essen eingehen.

Über emotionales Essen und unser Essverhalten

Eine der häufigsten Fragen, die ich gestellt bekomme, ist: «Was verbirgt sich hinter dem Begriff ‹emotionales Essen›?» Emotionales Essen findet immer genau dann statt, wenn wir aus Emotionen heraus zu Essen greifen, obwohl wir physisch keinen Hunger haben. Hunger ist zunächst mal ein angeborener Reflex: Er ist ein physiologisches, also körperliches Verlangen nach Nahrung und schützt uns vor Unterernährung und Mangelerscheinungen. Der

Hunger ist das Gegenteil vom Appetit, der beim emotionalen Essen eindeutig vorrangig beteiligt ist. Appetit ist ein psychischer Zustand, der sich durch das aufdrängende Verlangen, etwas Bestimmtes zu essen oder auch zu tun, auszeichnet. Um beide Signale richtig einzuschätzen, kann man sich Folgendes merken – und das sind aus meiner Sicht auch die wichtigsten Unterscheidungsmerkmale: Echter körperlicher Hunger entwickelt sich langsam, und man kann ihn über einen längeren Zeitraum aushalten. Ein gutes Beispiel dafür ist das Fasten. Anders ist es beim emotionalen Hunger, der sich uns aus unserem Inneren heraus aufdrängt, ganz plötzlich und überfallartig auftaucht und sich dann meist nur auf bestimmte Lebensmittel konzentriert. Sprich: Du hast keine Lust auf richtiges und gesundes Essen? Dann ist es auch kein echter Hunger. Emotionales Essen ruft oft auch innere Zweifel hervor und macht uns gerne mal ein schlechtes Gewissen. Emotionaler Hunger lässt sich außerdem nicht durch Essen stillen, denn wir können auch dann emotional essen, wenn wir körperlich schon gesättigt sind.

Ein kleines Beispiel macht es deutlicher: Hast du schon mal den Gedanken an ein bestimmtes Nahrungsmittel, zum Beispiel Schokolade oder Junkfood, nicht mehr aus dem Kopf bekommen? Es ist manchmal unmöglich, solcherlei Gedanken zu vertreiben oder sie gar gänzlich zu unterdrücken. Sie drängen sich dir immer wieder von Neuem auf und verursachen inneren Druck und das Verlangen, diesem nachzugeben, das heißt, die Schokolade oder das Junkfood zu essen. Das ist es, was wir als inneren Heißhunger kennen. Du kannst diesen inneren Kampf nur dann beenden, wenn du deinem Verlangen nachgibst und isst. Erst dann hört das Gedankenkreisen in deinem Kopf auf. Zumindest bis zum nächsten Mal.

Es ist also ein Trugschluss, dass der Umgang mit Essen immer einfach oder gar nur eine Frage des Willens und der Disziplin ist. Emotionales Essen funktioniert nicht auf einer Vernunftebene, sondern passiert auf einer Ebene in unserem Unterbewusstsein. Es tritt dann ein Zustand ein, den ich als «Essen im Autopiloten» bezeichne. Wir essen emotional, ohne es bewusst wahrzunehmen. Es ist ein

Automatismus, gekoppelt an ein Gefühl oder eine Gewohnheit, die nach einem auslösenden Moment völlig automatisch abläuft. Wir denken nicht darüber nach, sondern essen einfach. Essen ist damit eine unbewusste Antwort auf zu viel inneren Druck und geht über die eigentliche Nahrungsaufnahme hinaus. Wenn wir emotional essen, versuchen wir, einem Moment des Unwohlseins zu entfliehen und den inneren Druck abzubauen. So entstehen langsam Muster im eigenen Essverhalten.

In einem Alter zwischen 45 und 50 Jahren haben wir statistisch gesehen bis zu 50 000 Mahlzeiten gegessen.[3] Das bedeutet, dass wir bestimmte Verhaltensweisen in Bezug auf unser Essverhalten vielleicht schon bis zu 30 000-mal wiederholt haben könnten. Damit sind bestimmte Muster so sehr verinnerlicht, dass wir diese nicht mehr infrage stellen und damit auch keine rationale Entscheidung treffen werden. Schon in jungen Jahren haben wir gelernt, Essen mit etwas Positivem zu verbinden. Dies passiert bereits beim Stillen und Bonding im Säuglingsalter. Essen ruft positive Gefühle und Erinnerungen hervor, und wir lernen, dass wir Essen zweckentfremden können, um es gegen unsere negativen Gefühle einzusetzen. Es kommt beim emotionalen Essen so immer wieder zu Kontrollverlusten. Wir essen unkontrolliert, essen große Mengen, schlingen Essen hinunter oder können nicht mehr aufhören.

Wie bereits im vorigen Kapitel erläutert, hat das Auferlegen von Verboten oder Restriktionen immer einen Gegendruck zur Folge. Diäten fördern also emotionales Essverhalten und damit auch das Verinnerlichen unserer schlechten Muster. Emotionales Essverhalten unterdrückt unsere wahren Bedürfnisse und Gefühle, befeuert durch Diäten und Verbote. Es entsteht ein Kreislauf:

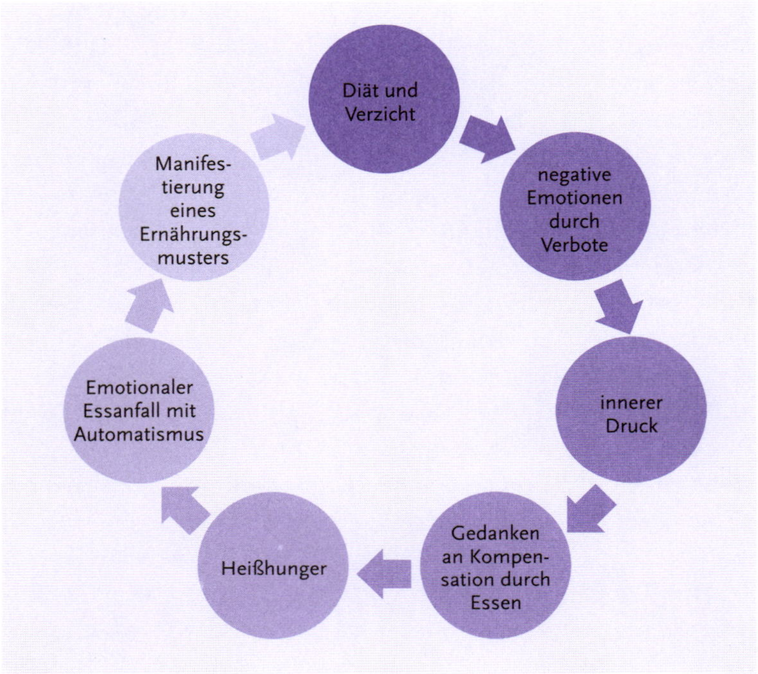

Der Kreislauf des emotionalen Essens

Anders ausgedrückt: Ich habe gelernt, dass Essen etwas Positives für mich bedeutet. Also esse ich, wenn ich mich schlecht fühle. Nach dem Essen schäme oder verurteile ich mich dafür, dass ich mich nicht an meine Diätvorsätze gehalten habe, und habe ein schlechtes Gewissen. Dadurch kommen erneut schlechte Gefühle in mir hoch. Also esse ich weiter und komme an den «Jetzt-ist-es-auch-egal-Punkt». Alle Diätregeln werden über Bord geworfen, und ich erliege meinen alten Mustern. Die Diät mit all ihren guten Vorsätzen ist gescheitert. Somit folgt auf eine Phase des Verzichts meist eine Phase mit großem Verlangen und Appetit.

Emotionales Essen bedeutet also, ohne Hunger zu essen oder auch mit dem Essen nicht mehr aufhören zu können. Wir vermeiden damit gezielt den Kontakt zu unseren wahren Gefühlen und Emotionen. Meist, weil wir nicht wissen, wie wir alternativ damit umgehen sollen. Unsere Emotionen mit Essen zu kompensieren ist dabei ein einfaches Mittel, da heute alles stets ohne großen Aufwand schnell verfügbar ist. Essen wird zu einem Suchtmittel. Aber die Wahrheit ist: Wir lieben nicht das Essen an sich, sondern den Effekt, den das Essen auf uns hat.

Die Beziehung zwischen dem Essverhalten und dem psychischen Befinden ist, wie wir sehen werden, sehr eng. Um genauer einzuordnen, welche weiteren Auslöser es für emotionales Essen gibt, möchte ich im Folgenden noch ein paar Beispiele aufführen, denn es gibt viele Situationen, in denen Essen ein Ersatz für nicht bediente emotionale Bedürfnisse sein kann. Da gibt es zum Beispiel Essen aus Frust, Kummer, Langeweile sowie Essen zur Beruhigung oder Belohnung. Dann wären da noch Gewohnheiten, Traditionen oder beigebrachte Glaubenssätze. Wir essen, um zu feiern, um uns zu belohnen, zu entspannen oder uns zu trösten. Besonders komplex sind die Zusammenhänge zwischen Stress und unserem Essverhalten. Zudem ist Essverhalten ein Teil unseres Sozialverhaltens. Gemeinsam zu essen, stellt eine Form von Nähe her, schafft eine Art «Wir-Gefühl» und befriedigt unser Bedürfnis nach sozialen Kontakten und gemeinsamem Austausch. Kein Wunder also, dass wir bei einem gemeinsamen Abendessen und guten Gesprächen im Restaurant anders bestellen, als wir es uns eigentlich vorgenommen hatten, oder mehr am Buffet einer Party zuschlagen, als wir wollten. Nicht umsonst finden die besten Partys in der Küche statt. Dazu kommen die Art der Lebensführung, unsere Partnerschaft, die Familie, der Beruf oder das soziale Umfeld. All das sind Einflussfaktoren für unser Essverhalten, die wir im Lauf der nächsten Kapitel kennenlernen und gemeinsam sortieren werden.

Exkurs: Wie wir emotionales mit gesundem Essen kombinieren können

Emotionales Essen ist jedoch keinesfalls ausschließlich negativ zu sehen und muss auch nicht immer vermieden werden. Denn: Gutes und gesundes Essen, das ist keine Neuigkeit, kann dich ebenso glücklich machen. Dafür ist es spannend zu wissen, wie wir Essen und den Geschmack wahrnehmen und wie unsere guten Gefühle mittels unseres Geschmacks vom Mund ins Gehirn gelangen. Schauen wir uns dazu einmal an, wie Geschmack überhaupt entsteht:

Unser Geschmacksempfinden entsteht dadurch, dass wir im Mund, und dabei vor allem auf der Zunge, sogenannte Geschmacksknospen besitzen. Für jede Grundgeschmacksart – wie süß, bitter, sauer und salzig – haben wir dabei eigene Sinneszellen. Aktiviert unsere Nahrung nun einen Bereich dieser Sinneszellen, so meldet der Mund dem Gehirn die entsprechende Geschmacksrichtung.[4] Biochemisch gesehen bedeutet das: Die Geschmacksstoffe unserer Nahrung lösen in unserem Mund eine Reihe von Reaktionen aus, durch die Neurotransmitter ausgeschüttet werden. Diese Botenstoffe aktivieren bestimmte Nervenzellen, die die Informationen an unser Gehirn weiterleiten. Im sogenannten gustatorischen Cortex werden die erhaltenen Informationen schließlich decodiert, sodass es zur Wahrnehmung süß, sauer, salzig oder bitter kommt. Wie wir den Geschmack in seiner Intensität wahrnehmen, unterliegt dabei immer einer persönlichen und individuellen Bewertung. Gefällt uns das, was wir essen, und gefällt uns der damit verbundene Geschmack, so reagiert das Gehirn mit der Freisetzung des Glückshormons Dopamin. Essen macht uns somit glücklich und löst positive Gefühle aus. Übrigens: Besonders hoch ist die Dopaminausschüttung, wenn wir in unserer Nahrung Kohlenhydrate und Fette kombinieren.

Auch wenn wir emotionales Essen oft negativ mit Süßem, Fettigem und Ungesundem gleichsetzen, so wirst du in diesem Buch erfahren, wie du auch mit gesundem Essen positive Gefühle verbinden kannst. Denn wenn es dir gelingt, mit einem gesünderen Gericht den gleichen Genussgewinn zu erzeugen, den sonst nur ein fett- und zuckerreiches Gericht hervorgerufen hat, dann bist du einen gewaltigen Schritt weiter. Dazu brauchen wir Essen, das ähnlich gut schmeckt und mindestens die gleiche Menge an Dopamin freisetzt wie die zucker- und fettreiche Nahrung. Um die Ausschüttung von Dopamin zu erhöhen, solltest du folgende Ernährungshinweise beachten[5]:

- Im Vordergrund steht eine ausgewogene Ernährung. Dazu gehört, dass du Kohlenhydrate, Fette, Proteine und benötigte Mikronährstoffe genau im richtigen Verhältnis zu dir nimmst. Das bedeutet grob[6]:
  - ▸ *45 – 65 Prozent der Kalorien aus Kohlenhydraten*
  - ▸ *20 – 35 Prozent der Kalorien aus Fetten*
  - ▸ *10 – 35 Prozent der Kalorien aus Eiweiß*
- Wichtig ist eine ausreichende Zufuhr von Omega-3-Fettsäuren, die unser Körper nicht selbst herstellen kann. Omega-3 brauchen wir für die Regulierung der Blutfettwerte, zur Vermeidung von chronischen Entzündungen, zur Bildung der körpereigenen Abwehr und für die Produktion von Hormonen. Omgea-3 findest du in Fisch, Leinöl, Avocados oder Walnüssen. Diese Nahrungsmittel steigern nachweislich auch die Dopaminausschüttung.
- Parallel dazu solltest du Lebensmittel verzehren, die viel Vitamin C und B enthalten. Hierzu gehören neben Zitrusfrüchten auch rote Paprika, Kartoffeln, Wurzelgemüse, Nüsse und Beeren.
- Damit Dopamin gebildet werden kann, ist es zudem wichtig, ausreichend Aminosäuren zu sich zu nehmen. Diese stecken vor allem in pflanzlichen Lebensmitteln wie Getreide, Bohnen und anderen Hülsenfrüchten oder in tierischen Lebensmitteln wie Eiern, Rindfleisch oder Fisch. Hier solltest du aber die pflanzliche Quelle bevorzugen.

Wie du siehst, hast du die Chance, dein emotionales Essen auf andere Lebensmittel umzuprogrammieren und gleichzeitig eine ausreichende Dopaminausschüttung sicherzustellen. Das gute Gefühl wird am Ende das Gleiche sein, nur dass es dich deinen Zielen näher bringt, die wir mittels der Emotional-Eating-Methode gemeinsam entwickeln werden. Du kannst also auch mit gesunder Ernährung emotional essen und erreichst damit, dass du auf dein schlechtes Gewissen im Anschluss getrost verzichten darfst.

Expertenbeitrag: Michaela Mayr über emotionales Essen

Viele meiner Klienten denken, dass es sich bei einer gesunden Ernährung allein um die Auswahl von Lebensmitteln und die Art der Zubereitung handelt. Doch welchen Nutzen haben Lebensmittel, wenn man sie nicht genießen kann, weil man sie als Ventil für Stress, Langeweile oder Einsamkeit nutzt? Hinzu kommt die Tatsache, dass gerade beim emotionalen Essen die gesunden Vorsätze häufig über Bord geworfen werden und man tendenziell eher zu vermeintlich ungesunden Lebensmitteln langt.

Sich seine emotionsgeladenen Essmuster zu verdeutlichen, ist meiner Meinung nach der Schlüssel zum Erfolg. Nicht nur, dass eine entspannte Grundeinstellung den Körper bei der Verstoffwechselung unterstützt, sie sorgt auch für ein ausgeglicheneres «Ich». Essen, wenn man hungrig ist, ist etwas Natürliches. Es entlastet von lästigen Gedanken und sorgt für ein nachhaltiges Glücksgefühl, das – im Vergleich zum emotionalen Essen – auf Dauer währt.

Selbst als diplomierte Ernährungstrainerin wäre es vermessen zu behaupten, dass mich emotionales Essen überhaupt nicht tangiert. Trotz eines reflektierten Essverhaltens zeigen sich auch bei mir emotionsgesteuerte Essmuster, und ich bin gerade in stressigen Situationen nicht immer Herr über meine Sinne. In vereinzelten Situationen sei uns das aber allen einmal verziehen.

Viel wichtiger ist, sich selbst damit zu akzeptieren und Wege zu finden, sollten diese Ausreißer ungesunde Züge annehmen.

Die Verbindung von emotionalem Essen zu Essstörungen, Binge Eating und Co.

Doch ist emotionales Essen nun eigentlich eine Essstörung? Typisches Merkmal für eine Essstörung kann das ständige Kreisen deiner Gedanken um dein Gewicht sein. Dazu nimmt dein Essverhalten einen sehr großen Raum in deinem Leben ein. Du hast vielleicht auch begonnen, deine Mahlzeiten und Snacks heimlich zu essen, und fühlst dich zunehmend unwohler in deiner Haut oder verabscheust vielleicht sogar einige deiner Körperregionen.[7] Wenn du dich in mehreren dieser Sätze wiederfindest, dann könnte eine Essstörung näher sein, als du bisher dachtest.

Es ist wichtig zu wissen, dass Essstörungen ernsthafte Erkrankungen sind, die unbedingt behandelt werden sollten. Wie du gesehen hast, sind bei Essproblemen vor allem der Umgang mit dem Essen und das Verhältnis zum eigenen Körper im Ungleichgewicht. Doch nur weil du beim Essen ab und zu über die Stränge schlägst, bist du nicht gleich ernsthaft krank. Und wenn du durch eine Diät viel abgenommen hast, bist du auch nicht automatisch magersüchtig. Solche Verhaltensweisen oder Entwicklungen können allerdings, wenn andere Faktoren hinzukommen, der Beginn einer Essstörung sein. Die Übergänge von einem auffälligen zu einem krankhaften Essverhalten sind oft fließend. Essstörungen und Essanfälle stellen dann zunehmend eine große Belastung dar, weil sie mit einem intensiv erlebten Kontrollverlust und dem ständigen Gedankenkreisen rund um das Essen einhergehen.

Essstörungen lassen sich unterteilen in:

- die Anorexie (Magersucht),
- die Bulimie (Bulimia nervosa) und
- die Binge-Eating-Störung (BES).[8]

Laut Bundeszentrale für gesundheitliche Aufklärung stellen sich die typischen Kennzeichen für Magersucht und Bulimie wie folgt dar:

Eine **Magersucht** ist durch einen starken Gewichtsverlust oder anhaltendes Untergewicht gekennzeichnet. Betroffene haben große Angst vor einer Gewichtszunahme oder drohendem Übergewicht. Aus diesem Grund werden die Nahrungsaufnahme und damit auch die Nährstoffzufuhr stark eingeschränkt. Das Ergebnis ist eine weitere Gewichtsabnahme. Obwohl die Betroffenen schon sehr schlank bis dünn sind, empfinden sie sich selbst immer noch als zu dick.

Bei der **Bulimie** hingegen gibt es regelmäßige Essanfälle. Das bedeutet, dass innerhalb kurzer Zeit deutlich mehr Nahrung zugeführt wird, als dies in einer normalen Mahlzeit der Fall ist, oder man deutlich mehr isst, als andere Menschen in der gleichen Situation essen würden. Zudem sind die Betroffenen nicht mehr in der Lage zu kontrollieren, was sie essen, das heißt, sie können keine rationale Entscheidung bei der Essensauswahl mehr treffen. Dazu kommt das Gefühl, nicht mehr mit dem Essen aufhören zu können. Die Folge daraus sind «Gegenmaßnahmen» – nach einem Essanfall wird also gehungert, unregelmäßig gegessen, gefastet, oder es wird extrem viel Sport getrieben. Hinzu kommen erzwungenes Erbrechen, die Einnahme von Medikamenten wie Appetitzüglern, Abführmitteln oder entwässernden Stoffen. Das eigene Körpergewicht und die Figur haben einen sehr starken Einfluss auf das Selbstwertgefühl der Betroffenen.

Anders ist es bei der **Binge-Eating-Störung**. Sie ist eine Essstörung, die dem emotionalen Essen wohl am nächsten kommt, denn sie geht oftmals auch mit steigendem Übergewicht einher. Bist du von einer Binge-Eating-Störung betroffen, leidest du ebenfalls unter immer wiederkehrenden Essanfällen. Du nimmst innerhalb kurzer Zeit große Nahrungsmengen zu dir, ohne dein Essverhalten kontrollieren zu können. Der englische Begriff «binge eating» steht dabei für exzessives, übermäßiges Essen, wobei «binge» wörtlich übersetzt «Gelage» bedeutet. Wie bei der Bulimie hast du bei einer Binge-Eating-Störung das Gefühl, nicht mehr mit dem Essen aufhören zu können und auch nicht kontrollieren zu können, was und wie viel du isst. Hier findest du ein paar typische Merkmale für diese Form der Essanfälle:

- Während der Anfälle isst du oft schneller, als du es normalerweise tun würdest. Du atmest das Essen regelrecht ein, ohne viel dabei zu kauen.
- Du nimmst schon den nächsten Bissen in den Mund, ohne den bisherigen gekaut oder gar hinuntergeschluckt zu haben.
- Du hörst erst dann auf zu essen, wenn du dich unwohl fühlst oder dir vielleicht sogar übel wird.
- Deine Essattacken treten unabhängig von einem echten Hungergefühl auf.
- Du verheimlichst deine Essanfälle vor anderen und isst in diesen Momenten oft allein.
- Nach einem Heißhungeranfall hast du häufig Schuldgefühle oder ekelst dich gar vor dir selbst.

Bei einer Binge-Eating-Störung leidest du unter deinen Essanfällen, denn mit dem Erleben des Kontrollverlustes geht auch ein ausgeprägtes Schamgefühl einher. Der Unterschied zur Bulimie besteht darin, dass nur selten bis gar nicht zu gewichtsregulierenden Mitteln wie Erbrechen, Hungern oder übertriebenen Sporteinheiten gegriffen wird. Eine Gegenmaßnahme nach dem Essanfall bleibt also weitgehend aus.

Die Binge-Eating-Störung verläuft selten geradlinig, das bedeutet, es kommt immer wieder zu unterschiedlichen Phasen, die sich abwechseln können. Es gibt Phasen ohne Symptome oder Essanfälle, dann folgen wieder Perioden, in denen die Essstörung stark ausgeprägt ist. Auch die Essanfälle unterscheiden sich möglicherweise. Während eine Zeit lang extreme Diät gehalten oder die

Nahrungsaufnahme stark eingeschränkt wird, gibt es immer wieder auch Phasen von «Überessen». Dabei kommt es vor, dass die Betroffenen über mehrere Stunden unkontrolliert essen, ohne danach sagen zu können, wann der Essanfall begonnen oder wann er aufgehört hat.

Eine solche Essstörung kann außerdem mit einem sozialen Rückzug verbunden sein, weil man seine Essanfälle und sein auffälliges Essverhalten vor anderen geheim halten will.

Zwar kann die Binge-Eating-Störung auch bei Menschen mit Normalgewicht auftreten, die Mehrzahl der Betroffenen ist allerdings übergewichtig oder sogar fettleibig (adipös). Bei starkem Übergewicht erhöht sich zusätzlich das Risiko für viele körperliche Erkrankungen wie etwa Herz-Kreislauf-Störungen, Diabetes oder Gelenkprobleme. Oft leiden Betroffene mit einer Binge-Eating-Störung auch unter anderen psychischen Erkrankungen wie Depressionen oder Ängsten, wobei die Essstörung diese Probleme noch verstärken kann.[9]

Wie auch beim emotionalen Essen werden BES-Anfälle häufig durch das Erleben von sogenannten «interpersonellen Stressoren»[10] ausgelöst. Es geht also um den Umgang mit Problemen im eigenen sozialen Umfeld, die nicht ohne Weiteres lösbar sind. Dies können zwischenmenschliche Auseinandersetzungen sein, wie beispielsweise Kritik an der eigenen Person aufgrund der Optik oder der Figur, aber auch empfundene Zurückweisung, Einsamkeit, Langeweile oder Stimmungsschwankungen. Die anschließenden Essanfälle dienen dann als Strategie, um die aktuelle Gefühlslage in einen deutlich angenehmeren Zustand zu transformieren. Damit erfüllt Essen beim Binge Eating ebenso wie beim emotionalen Essen eine Art Stimmungs- oder auch Spannungsregulation.

Oftmals ist auch eine hohe Impulsivität spürbar, was sich bevorzugt im Essen von Nahrung äußert, die schnell verfügbar ist und eine hohe Energiedichte, also meist viele Kalorien hat. Während einer solchen Attacke spielt allerdings nicht immer nur die Menge der Nahrung eine Rolle. Bei einigen Patientinnen konnte ich beobachten, dass 3000 Kalorien oder mehr in einem Essanfall zusammenkamen, aber auch kleine Mengen ausreichend waren, um das Gefühl eines Kontrollverlustes zu erleben. Die BES ist also nicht auf eine bestimmte Nahrungsmenge einzugrenzen. Spannend ist auch, sich den zeitlichen Faktor genauer anzusehen. Oft liegt der Fokus beim Binge Eating hauptsächlich auf dem «Verschlingen» von Nahrung. Man nimmt an, dass von den Betroffenen in kurzer Zeit große Mengen Essen konsumiert werden. Das ist aber nur bedingt korrekt. Es kommt genauso oft vor, dass sich ein Essanfall über längere Zeit fortsetzt, also über mehrere Stunden oder verteilt auf mehrere Tage immer weiter gegessen wird. Denken wir an den Kreislauf des emotionalen Essens zurück, dann wird auch klar, warum dies so ist.

Verlässliche Aussagen über die Häufigkeit von Essstörungen sind statistisch nur schwer zu bekommen. Eine Studie[11] hat jedoch ermitteln können, dass Frauen deutlich häufiger betroffen sind als Männer[12] und sich eine Essstörung bereits in einem Alter ab 14 Jahren manifestieren kann. In Deutschland haben etwa 14 von 1000 Frauen und fünf von 1000 Männern eine diagnostizierte Essstörung.[13]

Wollen wir nun die Frage beantworten, ob emotionales Essen eine Essstörung sein kann, so würde ich dies bejahen. Emotionales Essen kann zu einer Binge-Eating-Störung werden oder auch in einer Esssucht enden und stellt somit aus meiner Sicht eine gewisse Form der Essstörung dar, auch wenn emotionales Essen nicht als solche anerkannt ist. Emotionales Essen umfasst dabei mehr als die bekannten Essstörungen Magersucht, Binge Eating und Bulimie, denn emotionalem Essen liegt definitiv eine Suchtstruktur zugrunde. Und was ist Esssucht dann, wenn es keine Essstörung ist? Hinzu kommt: Emotionales Essen wirkt, wie es ja auch bei einer klassischen Essstörung der Fall ist, extrem belastend, wenn das Essen oder Überessen als die einzige Methode zur Gefühlsbewältigung eingesetzt wird. Genau wie bei einer Gegenmaßnahme in einer Essstörung, zum Beispiel dem Erbrechen, kann man die zugrunde liegenden Auslöser dieser Gefühle nicht mit Essen allein beheben. Am Ende steht man trotz aller Maßnahmen, egal ob Essen oder Erbrechen, mit all seinen Gedanken und Gefühlen genauso da wie zuvor. Das kann dann noch zusätzlich für Frust und Schuldgefühle sorgen. Wenn das emotionale Essen dazu noch ein langfristiger Bewältigungsmechanismus wird, können auch körperliche Auswirkungen hinzukommen. Das kann sich an einem zu hohen Blutzuckerspiegel, durch eine Gewichtszunahme, Hautprobleme oder Stimmungsschwankungen zeigen und den Schlaf stören, wenn man beispielsweise spätabends isst. Insbesondere der gestörte Schlaf kann einen Teufelskreis in Gang setzen, weil Schlafmangel wiederum ein Auslöser für emotionales Essen und Überessen sein kann.

Übergewicht und Adipositas

Sowohl emotionales Essen als auch Binge Eating führen oft zu Übergewicht, da fast nie Gegenmaßnahmen nach dem übermäßigen Konsum von Essen durchgeführt werden. Wenn wir über Übergewicht oder Adipositas sprechen, ist es mir wichtig vorwegzunehmen, dass es für mich nicht immer auf den Body-Mass-Index (BMI) oder die genauen Kilos ankommt. Viele meiner Patientinnen kommen mit dem Wunsch abzunehmen in meine Praxis und haben manchmal nur fünf Kilogramm «zu viel» auf den Hüften, spüren aber die Belastung durch ihr Essverhalten genauso intensiv wie Patientinnen, die mehr als 30 Kilo zu viel auf die Waage bringen. Für mich steht daher die Belastung durch das eigene Essverhalten im Fokus und nicht primär das Zählen der überschüssigen Kilos.

Übergewicht und Adipositas sind dabei nicht dasselbe. Übergewicht bedeutet, dass du über deinem Normalgewicht liegst, welches heute allgemein über den bekannten Body-Mass-Index (BMI) definiert wird. Beim Übergewicht handelt es sich um den Übergang vom Normalgewicht zur Adipositas. Von Adipositas spricht man, wenn du starkes Übergewicht hast und dadurch einen krankhaft erhöhten Körperfettanteil besitzt. Daher wird Adipositas auch Fettleibigkeit oder Fettsucht genannt. Ab wann genau du Übergewicht hast oder sogar unter Adipositas leidest, lässt sich mit dem bereits erwähnten Body-Mass-Index (BMI) ermitteln. Dieser Index für die Körpermasse ergibt sich aus dem Körpergewicht in Kilogramm geteilt durch die Körpergröße in Meter zum Quadrat. Ein BMI ab 25 kg/m^2 gilt per Definition als Übergewicht, ein BMI von 30 kg/m^2 und höher als Adipositas.[14]

Wenn du dich schon mal mit dem BMI befasst hast, kennst du vielleicht auch dessen Schwachstellen. Entwickelt wurde der BMI von dem belgischen Mathematiker Adolphe Quetelet (1796–1874). Seine Idee dahinter war es, eine Formel des Normalen – des «mittleren Menschen», wie er es nannte – zu entwickeln. Die Formel beschreibt somit die Standardproportionen des menschlichen Körpers, und zwar das Verhältnis von Gewicht und Größe eines erwachsenen Menschen – Alter, Geschlecht und Körperbau sowie die Verteilung von Fett- und Muskelgewebe spielen dagegen keine Rolle. Obwohl der BMI aus meiner Sicht nicht sehr aussagekräftig ist, wird er leider, zum Beispiel von Krankenkassen, immer noch als Maß aller Dinge verwendet. Ich halte es für deutlich wichtiger, zu schauen, wie viel Fett der Körper hat und wo es sitzt. In dieser Hinsicht hat der BMI große Schwächen, da in die Berechnung nur das Gesamtkörpergewicht eingeht und nicht die Zusammensetzung. Muskeln sind dichter und damit schwerer als Fettgewebe. So kann ein trainierter Sportler wegen seines hohen Muskelanteils, der äußerst positiv auf die Gesundheit und Lebenserwartung wirkt, als übergewichtig eingestuft werden. Ein gutes Beispiel, das immer wieder als Kritikpunkt für die Aussagekraft des BMI herangezogen wird, ist der ehemalige Schwergewichtsboxer Wladimir Klitschko, der bei 1,98 Meter Körpergröße 109,6 Kilogramm auf die Waage bringt, woraus sich ein BMI von 27,8 ergibt. Damit gilt Klitschko laut BMI-Kriterien als übergewichtig. Jetzt merkst du vielleicht, wo das Problem liegt, oder?

Eine entscheidende Frage ist also, wo genau die Fettpölsterchen sitzen. Darüber kann dir eine sogenannte BIA-Messung Aufschluss geben. Die Bioelektrische Impedanzanalyse ist eine einfache, schmerzlose und schnelle Methode, um die individuelle Struktur des Körpers zu erkennen und diese zu interpretieren. Dadurch ist es möglich, den Ernährungs- und Trainingszustand sichtbar zu machen, indem die Fettmasse, die sogenannte Magermasse und das Gesamtkörperwasser berechnet werden. Das Prinzip der BIA beruht auf der Tatsache, dass unterschiedliche Gewebearten unterschiedliche elektrische Widerstände haben. Bei der Messung werden jeweils zwei Elektroden an die Hand und den Fuß geklebt. Durch die Elektroden fließt nun ein schwacher Strom durch den Körper. Der Strom wird durch die im Körper enthaltenen Elektrolyte weitergeleitet und so der Widerstand gemessen. Dabei sind die Muskelzellen gute Leiter für den Strom, denn diese bestehen zu 75 Prozent aus Wasser, wohingegen die Fettzellen nur zu 25 Prozent aus Wasser bestehen.

Durch die gegebene Leitfähigkeit können folgende Werte ermittelt werden:

Die aktive Körperzellmasse

Zur Körperzellmasse gehören alle stoffwechselaktiven Zellen. Diese wirken als Kraftwerk des Körpers, denn es kann nur in den Zellen Energie verbraucht werden. Am aktivsten sind die Zellen der Muskulatur und der Organe. Besteht nun eine Mangelernährung, dann ist es möglich, dass der Körper seine eigenen Zellen abbaut. Um das zu vermeiden, sollte die Körperzellmasse durch eine bedarfsgerechte, eiweißreiche Ernährung und Sport angepasst werden.

Die fettfreie Masse und der Zellanteil

Die Magermasse ist die fettfreie Masse. Diese besteht aus den Muskeln mit den Proteinen, den Knochen mit den Mineralien und Elektrolyten und dem Körperwasser. Die Körperzellmasse zählt auch zu der fettfreien Masse, und aus dieser wird der Zellanteil berechnet.

Ist der Zellanteil zu niedrig, gibt es einen Hinweis auf eine vorliegende Mangelernährung, denn bei einem gesunden Menschen gilt: Je mehr Zellen vorhanden sind, desto intakter und gesünder ist die Zellmembran.

Das Gesamtkörperfett

Das Fettdepot ist überlebenswichtig für uns Menschen. Es ist der Energiespeicher des Körpers, denn ein Kilogramm Fettgewebe enthält circa 7000 kcal. Das Körperfett speichert aber auch Vitamine oder polstert und schützt die Organe und Gelenke. Zu viel, aber auch zu wenig Körperfett können zu Stoffwechsel- und Herz-Kreislauf-Erkrankungen führen.

Das Gesamtkörperwasser

Das Gesamtkörperwasser teilt sich in extra- und intrazelluläres Wasser. Die Intrazellularflüssigkeit besteht aus den Zellen und Geweben und befindet sich in der Zelle. Die Extrazellularflüssigkeit besteht aus Blut und der Lymphe und befindet sich dementsprechend zwischen den Zellen. Je geringer das Gesamtkörperwasser ist, desto langsamer und schlechter läuft der Stoffwechsel ab, deswegen sollte der Körper immer mit genügend Flüssigkeit versorgt werden.

Das Verhältnis von extrazellulärem Wasser zum Gesamtkörperwasser

Der prozentuale Anteil des extrazellulären Wassers vom Gesamtkörperwasser gibt Auskunft über das Hydrationsverhältnis. Extrazelluläre Wassereinlagerungen entstehen zum Beispiel durch Ödeme oder Niereninsuffizienz. Verringert sich hingegen das extrazelluläre Wasser, kommt es zu einer Dehydratation. Ursachen dafür können unter anderem eine geringe Flüssigkeitsaufnahme oder ein extremes Training sein. Das Verhältnis zeigt an, wie gut der Körper und die Zellen mit Wasser und Nährstoffen versorgt sind.

Der Grundumsatz

Der Grundumsatz ist die Kalorienmenge, die im Ruhezustand pro Tag verbrannt wird. Je nach persönlichem Ziel kann dann definiert werden, wie der Grundumsatz erfüllt, übererfüllt oder mit einem Defizit belegt werden soll.

Die BIA-Messung gibt einen guten Einblick in den Körper und kann auch ein motivierender Begleiter beim Abnehmen sein. Bei der Analyse kann geschaut werden, woraus sich der Gewichtsverlust zusammensetzt. Darauf aufbauend kann durch bestimmte Empfehlungen gezielt der Muskelanteil erhöht und der Fettanteil gesenkt werden. Zudem sollte bedacht werden, dass eine BIA auch für Menschen mit einem BMI im Normbereich geeignet ist, denn eine schlanke Person kann auch einen erhöhten Fettanteil und dementsprechend eine verringerte Muskelmasse haben. Die Körperzusammensetzung zu kennen ist deshalb spannend, da eine Gewichtszunahme im Gesäß- und Oberschenkelbereich mit weit weniger Risiken für Stoffwechselerkrankungen verbunden ist als die Fettvermehrung um die Körpermitte.

Wenn du keine BIA-Messung machen kannst, lässt sich alternativ die einfachere Methode der Waist-to-Hip-Ratio (WHR) anwenden. Die Waist-to-Hip-Ratio gibt das Verhältnis von Taillenumfang zu Hüftumfang an. Wie du nun weißt, bestimmt nicht das Körpergewicht allein, ob jemand zu Bluthochdruck oder Diabetes neigt oder sich eine Fettstoffwechselstörung entwickeln kann. Ebenso wichtig ist die Verteilung der Fettreserven am Körper, da diese sich unterschiedlich auf das Risiko von Folgeerkrankungen auswirken. Zur Ermittlung der Waist-to-Hip-Ratio werden mit Hilfe eines Maßbandes Taillen- und Bauchumfang in der Höhe des Bauchnabels ermittelt, ebenso der Hüftumfang an der breitesten Stelle. Danach teilt man den Taillenumfang (cm) durch den Hüftumfang (cm). Das Verhältnis von Taillen- zu Hüftumfang sollte bei Männern kleiner als 1,0 und bei Frauen kleiner als 0,85 sein.[15]

Ein weiterer Indikator ist der Bauchumfang: Unabhängig vom Hüftumfang, weist ein Bauchumfang von über 88 cm bei Frauen und von mehr als 102 cm bei Männern auf ein deutlich erhöhtes Erkrankungsrisiko hin. Denn erfolgt der Fettansatz eher im Bauchraum, so steigt das Risiko, an Diabetes, Bluthochdruck, Fettstoffwechselstörungen oder Arteriosklerose zu erkranken, erheblich. Befindet sich das Fettgewebe dagegen vorwiegend am Gesäß und an den Oberschenkeln, ist das mit einem geringeren Risiko für Stoffwechselerkrankungen verbunden.

Entscheidend ist also zu wissen: Der Ort, an dem das Fettgewebe sitzt, beeinflusst Gesundheit und Lebenserwartung – auch dann, wenn nach BMI gar kein Übergewicht vorliegt. Denn auch Menschen, die optisch sehr schlank wirken, können zu viel Körperfett haben. Man spricht hier auch von «TOFIs», wobei TOFI für «thin outside, fat inside» – also außen dünn, innen fett – steht. Laut BMI ist ein Mensch mit TOFI-Merkmalen normalgewichtig, verfügt aber über zu viel Körperfett. Nur weil jemand dünn ist, ist er also noch lange nicht fit und gesund.

Ein Thema, das in Bezug auf Übergewicht sehr kontrovers diskutiert wird, ist der Einfluss der Gene. Viele meiner Patientinnen berufen sich gerne auf die Gene, wenn es um ihr Übergewicht geht, und auch ich schaue in den Gesprächen mit meinen Patientinnen immer auf mögliche «prädisponierende» Faktoren und mache eine ausführliche Anamnese. Hierbei geht es mir jedoch weniger darum, die Genetik in den Vordergrund zu rücken, sondern ich versuche vielmehr, herauszufinden, wie beispielsweise der Gesundheitszustand der Eltern aussieht oder ausgesehen hat. Oft ist es tatsächlich so, dass eine Veranlagung zu Übergewicht besteht, wenn bereits die eigenen Eltern davon betroffen sind oder waren. Das liegt aus meiner Erfahrung heraus aber weniger an den Genen als vielmehr daran, dass Eltern, Geschwister und andere Bezugspersonen Kinder maßgeblich in ihrer Ernährungsweise prägen. So haben Kinder dicker Eltern ein sehr hohes Risiko, ebenfalls übergewichtig zu werden. Die eigentliche

Veranlagung kommt jedoch erst dann zum Tragen, wenn sie auf eine veränderte Ernährungs- oder Bewegungsgewohnheit oder andere psychische Faktoren trifft. Überspitzt ausgedrückt: Die Gene werden nicht aktiviert, wenn ich ein normales Verhältnis zum Essen habe und / oder psychisch stabil bin. Wir sollten also die Gene nicht als die Schuldigen für unser Gewicht oder Essverhalten vorschieben.

Die verschiedenen Esstypen

Du hast bisher sehen können, dass emotionales Essen viele Seiten hat und durch verschiedene Faktoren ausgelöst werden kann. Nun möchte ich dir zeigen, dass sich auch die Art, wie wir emotional essen, von Mensch zu Mensch deutlich unterscheiden kann. Das unterschiedliche Verhalten habe ich im Laufe meiner Praxisjahre in verschiedene Esstypen einteilen können. Bei diesen Esstypen geht es darum, welche persönlichen Essgewohnheiten du dir im Laufe der Zeit angeeignet hast und wie du bei emotionalem Essen reagierst. Jeder Typ hat eine vorherrschende Motivation, die bei der Nahrungsauswahl und in einem Essanfall entscheidend ist und damit als Methodik in den Vordergrund rückt. Die verschiedenen Typen sind also Facetten der Emotionsregulation.

Vielleicht erkennst du dich in einem der folgenden Esstypen wieder?

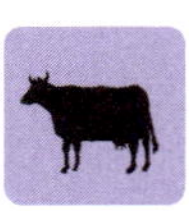

Die Graserin

Schaut man sich an, was das Wort «Grasen» per Definition bedeutet – nämlich: «etwas systematisch absuchen, um etwas Bestimmtes zu finden» –, dann wird auch klar, wie sich dies im Essverhalten zeigt: Grasen steht für dauerhaftes Abweiden und damit für dauerhaftes Essen. Grasen ist für mich eine spezielle Form eines Essanfalls. Der Graserin geht es nicht darum, Essen schnell in kurzer Zeit zu verdrücken, sie versucht eher, den Essanfall in die Länge zu ziehen. Dabei wird dauerhaft etwas gegessen –

hier ein Stück Käse, da ein Bonbon, hier ein Keks usw. Es kommt fast nie zu einer längeren Pause, sondern die Graserin ist ununterbrochen auf der Suche nach Snacks und Essen. Da sie den ganzen Tag über isst, bleiben Hungergefühle oder Verdauungspausen mehr oder weniger aus. Der Mund und die Verdauung sind ständig im Einsatz. Die Gefühle von richtigem Hunger und einer Sättigung bleiben damit aus.

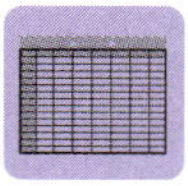

Die Planerin

Die Planerin geht einen Essanfall zu Beginn noch mit viel Struktur an. Sie überlegt sich, was sie gleich essen wird, und geht dafür gegebenenfalls noch mal extra einkaufen. Sie bereitet den Essanfall also gezielt vor, um sich ihm dann völlig hinzugeben. Planung bedeutet für sie auch, nicht alles Verfügbare zu essen, sondern genau zu überlegen, für welches Genusserlebnis sie ihre Kalorien «ausgeben» will. Nehmen wir mal an, die Planerin hat Heißhunger auf Pizza. Sie bestellt jedoch nicht wahllos bei irgendeinem Pizza-Lieferservice oder schiebt sich eine pappige Fertigpizza in den Ofen, sondern sie sucht sich vielmehr die für sie beste Pizzeria der Stadt heraus. Dort geht sie nicht essen, sondern bestellt die Pizza zum Abholen, um heimlich zu Hause zu essen. Es muss schmecken, und für dieses Geschmackserlebnis nimmt sie auch einen größeren Aufwand in Kauf. Genuss in einem Essanfall: Das ist es, was die Planerin ausmacht.

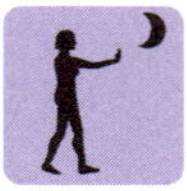

Die Nachtwandlerin

Sie steht nachts auf, um zu essen. Die Nachtwandlerin wird nachts wach und hat nur noch den Drang zu essen. Etwa 1 bis 2 Prozent der Bevölkerung sind vom sogenannten Night-Eating-Syndrom betroffen.[16] Diese Art des Essens ist noch sehr wenig erforscht. Die Nachtwandlerin steht jahrelang fast jede Nacht auf, plündert den Kühlschrank oder die Süßigkeitenschublade und geht dann wieder schlafen. Dabei isst sie gegebenenfalls in der Nacht bis zur Hälfte der Nahrungsmenge, die sie sonst innerhalb von 24 Stunden üblicherweise essen würde. Kennzeichnend für sie ist auch, dass sie in der Regel große Mengen Kohlenhydrate aufnimmt, aber nur wenig Proteine.

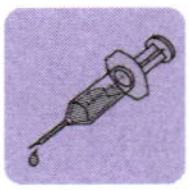

Die Süchtige

Der Süchtigen geht es in erster Linie um eine sofortige Belohnung. Weil Essen leicht zu bekommen ist, wird es für die Süchtige zu einem ständigen Begleiter und zur Standardantwort bei Kummer, Stress oder auch Langeweile. Mit Essen unterdrückt sie für kurze Zeit ihre Gefühle und entwickelt gleichzeitig eine gewisse Toleranz dem Essen gegenüber. Sie braucht in vergleichbaren Situationen immer mehr Essen, um den gleichen Grad der Befriedigung und Emotionsregulation zu erreichen und dieselbe Menge an Glücksgefühlen zu produzieren. Somit isst die Süchtige auf Dauer immer mehr und nimmt davon auch immer mehr zu. Es macht sie nervös, wenn nicht genug Essen im Haus ist, und so bunkert sie gegebenenfalls Vorräte, um nicht «leerzulaufen». Die Süchtige nutzt Essen für jede Art der Emotionskontrolle.

Die Gestresste

Die Gestresste steht immerzu unter Strom, hat einen vollen Terminplaner und lange To-do-Listen. Sie geht großzügig mit ihren eigenen Ressourcen wie Zeit und Energie um und investiert sie gerne in andere Menschen. Damit endet sie in einem Zustand des «Funktionierens» und nimmt sich immer weniger selbst wahr. Auch beim Essen ist ihre kognitive (also geistige) Kontrolle ihres Essverhaltens gehemmt oder ganz außer Kraft gesetzt. Der Stresspegel ist hoch, und die Stresshormone wie Cortisol und Adrenalin sind immer präsent. Infolge eines solchen Kontrollverlustes kommt es bei der Gestressten in Belastungssituationen zu einer erhöhten Nahrungszufuhr und einem Essanfall. Zu den physiologischen Reaktionen auf Stress gehört zudem eine Drosselung aller mit der Verdauung und der Nahrungsaufnahme im Zusammenhang stehenden Prozesse und damit auch eine ausgeprägte Förderung (oder manchmal auch Minderung) des Appetits. Aufgrund dessen reagiert die Gestresste also fehlgeleitet: In Stresssituationen isst sie vermehrt oder gar nicht.

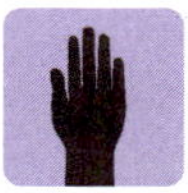

Die Gezügelte

Die Gezügelte ist weitgehend damit beschäftigt, ihre Nahrungsaufnahme bewusst einzuschränken, um abzunehmen oder um wenigstens nicht zuzunehmen. Das kostet sie viel Kraft und Energie. Disziplin braucht eine Menge Energie, die sich aber immer wieder erschöpft und somit regelmäßig neu aufgetankt werden muss. Und das passiert meist mit einer erhöhten Kalorienzufuhr. Sie muss so im Durchschnitt mehr als 200 Entscheidungen am Tag zum Thema Essen treffen. Das fordert insbesondere während einer gezügelten Essenphase eine enorme Willensstärke – was die mentalen Reserven früher oder später erschöpft. Ist die Gezügelte dann müde oder gestresst, greift sie irgendwann fast automatisch zu Essen.

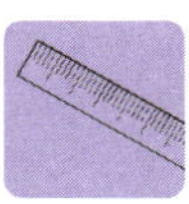

Die Diäterin

Die Diäterin ist fast schon eine Ernährungsexpertin. Sie kennt die Kalorien aller Lebensmittel, dokumentiert sie in einer App oder einem Tagebuch, wiegt sich täglich oder mehrmals täglich und glaubt, so die Kontrolle zu behalten. Ständig versucht sie es mit einer neuen Diät und verbietet sich jeglichen Genuss. Dabei steigt ihr Risiko, Opfer einer Heißhungerattacke zu werden, von Mal zu Mal. Kein Wunder, denn sie verweigert ihrem Körper permanent Energie und somit auch Nährstoffe. Logisch, dass der irgendwann zurückschlägt.

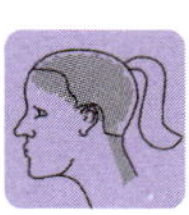

Die Perfektionistin

Die Perfektionistin versucht, alles zu 120 Prozent perfekt zu machen. Egal ob im Job, in der Familie oder in Sport oder Freizeit. Sie verzeiht sich kaum Fehler und ist immer gut organisiert. Nur bei sich selbst kommt sie mit ihrer Perfektion nicht weiter. Daher wendet sie den Blick von sich ab und versucht durch ein perfektes Außenbild von ihren innerlichen und körperlichen Schwächen abzulenken. Sie glaubt, wenn sie selbst nicht perfekt ist, muss sie dafür in allen anderen Bereichen perfekt sein, um ihre Schwächen auszugleichen und keine Angriffsfläche zu bieten. Die Perfektionistin ist körperlich und im Kopf immer aktiv und gönnt sich absichtlich keine Pause, damit sie sich nicht mit ihren Gefühlen auseinandersetzen muss. Nach außen scheint bei ihr alles perfekt, doch innerlich kämpft sie gegen Selbstzweifel, Scham und Angst. Wird die Perfektionistin ihren hohen Anforderungen an sich selbst nicht gerecht, kompensiert sie ihre Gefühle mit Essen. Beim Essen ist ihr die Optik wichtig, sie würde beispielsweise nichts essen, was nicht auf den ersten Blick als Essen erkennbar ist. Auch wenn sie einen Essanfall hat, muss für sie an der Mahlzeit alles stimmen. Dabei spielt es keine Rolle, ob es um Fast Food oder selbst gekochtes Essen geht. Die Perfektionistin postet auch gerne ihr Essen in den sozialen Medien, um ihre «scheinbar» gesunde Ernährung nach außen zu tragen.

Erkennst du dich vielleicht in einem dieser Esstypen wieder? Findest du in den Beschreibungen die eine oder andere Seite von dir selbst? Welchem Typ kannst du dich zuordnen?

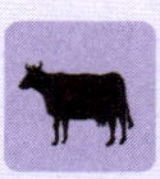	Die Graserin		Die Gestresste
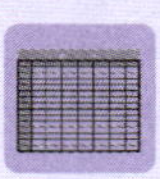	Die Planerin	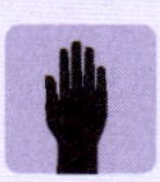	Die Gezügelte
	Die Nachtwandlerin	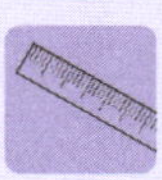	Die Diäterin
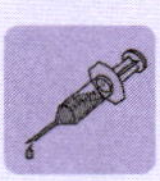	Die Süchtige	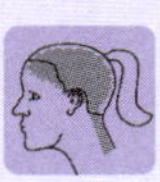	Die Perfektionistin

Esstypen können sich auch überschneiden, ergänzen, oder es wird in verschiedenen Situationen vom einen zum anderen Esstyp gewechselt. Du kannst dich hier einem passenden Esstyp zuordnen, wenn du dir deine eigene Persönlichkeit und dein Essverhalten genauer anschaust. Dabei kann dir zum Beispiel auch die Dokumentation mit dem *Emotional-Eating-Tagebuch* helfen. Die menschliche Persönlichkeit ist sehr vielschichtig, denn sie resultiert zum Teil aus den Wechselbeziehungen und Einflüssen von genetischen, evolutionären, aber auch kulturellen Einflüssen. Ähnlich verhält es sich mit unserem Essverhalten. Essen ist nicht mehr nur das Befriedigen eines Bedürfnisses, sondern auch Ausdruck der eigenen Persönlichkeit.

Nun hast du gesehen, was sich hinter dem Stichwort «emotionales Essen» verbirgt, welche Auslöser es dafür gibt und wie sich dies in verschiedenen Esstypen niederschlagen kann. Notiere dir am besten hier schon deinen eigenen Essytp, damit du später mit diesem Wissen arbeiten kannst.

Neben den psychischen Auslösern hat emotionales Essen auch immer eine körperliche Seite: Hier geht es um das Erkennen der Signale von Hunger und Sättigung oder um die Frage, wie unser Gehirn mit den einzelnen Stoffwechselvorgängen und Hormonen verfährt. Es geht darum, zu verstehen, was im Gehirn bei Verlangen oder gar Sucht nach Essen abläuft. Im kommenden Kapitel zeige ich dir, welch große Rolle das Gehirn bei der ganzen Sache spielt und wie emotionales Essen im Zusammenspiel von Körper und Psyche funktioniert.

KAPITEL 2

Die Emotional-Eating-Methode – Der Körper im Fokus

Die körperliche Ebene

Hunger und Sättigung

Warum das Thema Hunger und Sättigung so eine wichtige Rolle beim emotionalen Essen spielt, wird klar, wenn man weiß, dass beides am Ende in unserem Gehirn entsteht.

Unser Körper ist prinzipiell in der Lage, das Essverhalten selbst zu regulieren. Das bedeutet, dass unser Körper die Signale von Hunger und Sättigung sehr sensibel wahrnehmen und dann auch die entsprechenden Maßnahmen steuern kann. Konkret heißt das, unser Körper kann uns signalisieren, zu essen, wenn wir physisch Hunger haben und Nahrung und Energie brauchen, und er kann uns warnen, wenn genug Energie zugeführt wurde und wir mit dem Essen aufhören können.

All diese Informationen laufen in unserem Gehirn in einem Bereich zusammen, der sich Hypothalamus nennt. Der Hypothalamus steuert die vegetativen Funktionen wie die Nahrungs- und Wasseraufnahme, die Körpertemperatur, den Kreislauf, das Schlaf- und das Sexualverhalten. Hunger entsteht also final nicht im Bauch, sondern im Kopf. Verantwortlich dafür, dass diese Prozesse im Hypothalamus funktionieren, sind bestimmte, den Appetit steigernde sowie den Appetit hemmende Botenstoffe. Diese werden im Darm gebildet.

Beim emotionalen Essen ist der Hunger- und Sättigungsmechanismus häufig gestört. Betroffene können somit die Signale von Hunger und Sättigung nicht mehr richtig wahrnehmen, geschweige denn steuern. Viele meiner Patientinnen berichten, dass sie gar keine Sättigung mehr verspüren und beispielsweise immer noch einen zweiten Teller essen, obwohl sie rational wissen, dass eine Portion gereicht hätte. Sie können keine Reste auf dem Teller liegen lassen oder meinen, das restliche Essen im Kochtopf sei zu wenig für eine zweite Portion und ein späteres Aufwärmen lohne sich nicht mehr. Dann essen sie die Portion im Topf noch zusätzlich. Auch kleine Reste in einer Lebensmittelverpackung sind für sie schwer zu ertragen und werden daher gegessen, damit die Packung leer ist. Sie essen, bis sie den Knopf an ihrer Hose aufmachen müssen, bis der Magen spannt oder ihnen gar übel wird. Sie überessen sich, weil sie nicht merken, wann sie wirklich satt sind. Genauso ist es mit dem Hunger. Hunger und Appetit können nicht mehr unterschieden werden. Das psychische Verlangen nach Essen wird als Hunger interpretiert, weil der reine körperliche Hunger nicht mehr empfunden werden kann. Das bedeutet: Hunger und Sättigung kann man nur verspüren, wenn man sie auch wahrnehmen kann. Und genau da liegt das Problem.

Durch das emotionale Essen verlernt unser Gehirn, uns in puncto Hunger und Sättigung zu vertrauen, da wir die Signale dafür ignorieren. Doch worauf können und müssen wir achten, um uns wieder dafür zu sensibilisieren?

Beginnen wir mit dem Thema Hunger. Damit du deinen Hunger zuerst mal vom Appetit unterscheiden kannst, solltest du dir bewusst machen, wie sich Hunger ausdrücken kann. Dabei kannst du im ersten Schritt zwei Formen unterscheiden:

Der Magenhunger

Wir können ihn auch als «echten Hunger» bezeichnen. Du erkennst ihn, wenn dein Magen leer ist und zu knurren beginnt. Wichtig zu wissen ist, dass ein knurrender Magen nicht immer automatisch etwas mit Hunger zu tun hat. Du solltest also genau darauf achten, wie sich diese Art von Hunger entwickelt. Denn: Magen und Darm sind den ganzen Tag beschäftigt – auch wenn du gerade nichts gegessen hast. Sie müssen Speisebrei kneten, ihm Nährstoffe entziehen und das Ganze weiterleiten. Dabei entstehen unterschiedliche Geräusche.

Die wellenähnlichen Bewegungen werden auch als «housekeeper waves» (Putzwellen) bezeichnet, denn durch sie wird dein Verdauungstrakt sauber gehalten. Wird der Speisebrei weitergeschoben, kann der Magen knurren, obwohl du keinen Hunger hast. Das Weiterschieben des Nahrungsbreis nennt man Peristaltik. Das ist auch der Moment, bei dem Magenknurren trotz Essen entsteht. Das klassische Magenknurren ist also nicht immer ein Indiz für echten Hunger. Hält das Gefühl aber an, und du merkst, dass deine Energie schwindet, oder du beginnst zu unterzuckern, solltest du den Magenhunger auf jeden Fall rechtzeitig befriedigen, denn er signalisiert: Es wird Nachschub benötigt, damit der Körper wieder voll arbeiten kann.

Folgendes kann dir dabei helfen, den Magenhunger zu erkennen:

- Achte auf Geräusche, innere Empfindungen von Druck und Bewegung.
- Nimm Wärme oder Kälte im Körper wahr, die Hunger signalisieren können.
- Prüfe einmal, wann der Magen eigentlich Hunger signalisiert. Denn dein Magen kann auch aus Gewohnheit knurren, gerade dann, wenn du zum Beispiel immer zur gleichen Uhrzeit isst. Nach einem dreitägigen Fasten oder einem Intervallfasten beim Frühstück hört das Knurren auf. Das kann dann ein Zeichen sein, dass dein Hunger kein Magenhunger ist, sondern nur Konditionierung.
- Wenn du meinst, Magenhunger zu haben, zögere das Essen ein wenig hinaus und spüre, wie sich der Hunger verhält: Achte auf körperliche Empfindungen, Gefühle und Gedanken. Fällt es dir immer schwerer, den Hunger zu spüren und das Essen hinauszuzögern?

Der Zellhunger

Zellhunger, auch Bedarfshunger genannt, ist der eigentliche, wichtige, «echte» Hunger, also der Hunger nach dem, was dein Körper wirklich braucht. Manchmal sagt dir dein Körper mit dem Zellhunger, welche Nährstoffe er gerade benötigt. Du bekommst Appetit auf bestimmte Speisen, in denen – zum Beispiel wie im Fleisch – Eisen oder Eiweiß enthalten sind. Wenn es sich nicht gerade um Schoko-Hunger handelt, solltest du den Zellhunger ernst nehmen und prüfen, ob deinem Körper vielleicht wichtige Nährstoffe fehlen. Hier geht es um die Aufnahme von Vitaminen, Mineralien und anderen wichtigen Stoffen. Dazu ein paar Beispiele:

Lust auf	Dein Körper braucht	Geeignete Quellen
Schokolade 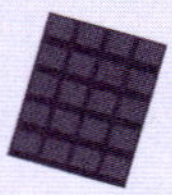	Glucose Tryptophan Magnesium	**Nüsse, Vollkorn, Banane**
Chips 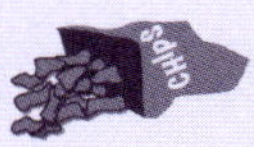	Salz	**Oliven, Seefisch**
Kuchen 	Glucose Tryptophan	**Vollkorn, Obst und Gemüse**
Käse 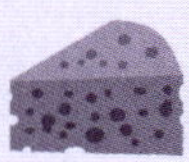	Energie, Salz, Omega-3-Fettsäuren, Kalzium	**Seefisch, Brokkoli, Grünkohl**
Fleisch 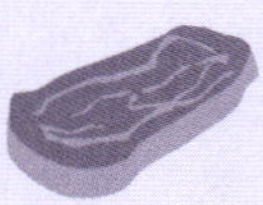	Eisen	**Kürbiskerne, Hülsenfrüchte**
Nudeln 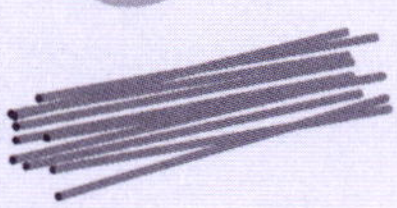	Energie	**Vollkornprodukte**

Zellhunger – Was wir wirklich brauchen

Beim Zellhunger solltest du das Essen nicht unbedingt hinauszögern, sondern reagieren, wenn du ihn feststellst. Der Zellhunger unterliegt übrigens auch jahreszeitlichen Schwankungen. Sinkt die Temperatur, steigt die Lust auf Essen, weil die wärmende Fettschicht den Winter deutlich angenehmer macht. Spüre also bei einem Hunger in dich hinein und frage dich: Worauf habe ich gerade Hunger? Manchmal sagt dir dein Körper mit dem Zellhunger, welche Nährstoffe er gerade benötigt. Wenn du also beim nächsten Mal Lust auf ein bestimmtes Lebensmittel bekommst, kann es dir helfen, zu erkennen, dass zum Beispiel hinter der Lust auf Schokolade nicht die Schokolade an sich steht, sondern eher der Bedarf an Magnesium oder Tryptophan gestillt werden muss, was du gut mit Vollkornprodukten oder Nüssen tun kannst.

Diese beiden Hungerarten spielen die wichtigste Rolle, wollen wir lernen, ohne Emotionen zu essen. Beide Varianten sind dafür da, den reinen physischen Hunger zu stillen. Es gibt aber noch weitere Hungerarten, die du vom Magenhunger und Zellhunger abgrenzen solltest. Dies sind emotionale Hungervarianten, die nichts damit zu tun haben, dass dein Körper gerade unterversorgt ist. Du solltest sie kennen, damit du sie in der jeweiligen Situation bei dir richtig bewerten kannst. Zu diesen Varianten gehören:

Der Augenhunger

Wenn du merkst, dass du Lust auf Essen bekommst, weil du etwas Leckeres siehst, dann handelt es sich um Augenhunger. In den wenigsten Fällen hat Augenhunger etwas mit richtigem Hunger zu tun. Gibst du ihm nach, nimmst du in der Regel nur leere Extra-Kalorien zu dir. Hinter diesem Hunger steht wieder eine Emotion, zum Beispiel die einer Belohnung. Der Augenhunger ist übrigens evolutionär in uns verankert: Lief unseren Vorfahren beim Betrachten von Essen das «Wasser im Munde zusammen», so sollte es sie daran erinnern, dass sie essen mussten, um nicht zu verhungern. Heute ist das überflüssig, weil wir in einem regelrechten Überfluss leben und Essen in unserer Wohlstandsgesellschaft immer 24/7 verfügbar ist.

Der Nasenhunger

Bestimmte Gerüche lösen ein Verlangen in dir aus? Klassiker sind der Grillgeruch bei den Nachbarn im Garten, der Geruch von frischem Brot beim Bäcker oder der Geruch von Pizza oder Pommes beim Schlendern durch die Fußgängerzone. Ähnlich wie der Augenhunger ist auch der Nasenhunger ganz schön heimtückisch und nichts weiter als Appetit, der deinen Körper evolutionär austrickst. Mit einem knurrenden Magen hat der Nasenhunger nichts zu tun.

Der Mundhunger

Mundhunger entsteht dann, wenn du länger nichts mehr gegessen hast, oder vor allem dann, wenn du Durst hast. Manchmal kann dein Körper Hunger und Durst nämlich nicht eindeutig voneinander unterscheiden. Mundhunger ist das Bedürfnis nach Abwechslung im Mund. Damit Mundhunger so selten wie möglich auftritt, solltest du ausreichend trinken. Laut der Deutschen Gesellschaft für Ernährung (DGE) sollte ein Erwachsener etwa 1,7 bis 2 Liter Wasser am Tag trinken. Weniger als 1 Liter pro Tag sind nicht genug, um den Körper ausreichend mit Flüssigkeit zu versorgen.

Diese drei Varianten solltest du vom echten Hunger unterscheiden lernen, denn so kannst du in einzelnen Situationen besser einschätzen, ob du nun wirklich essen solltest. Ziel sollte es immer sein, zu essen, wenn du wirklich Hunger hast. Wenn du echten Hunger hast, dann sorge dafür, dass du dich gesund ernährst und dich vor allem satt isst. Idealerweise solltest du anfangen zu essen, wenn du hungrig, aber nicht zu hungrig bist, und damit aufhören, wenn du satt, aber nicht zu satt bist.

Exkurs: Die richtige Flüssigkeitszufuhr

Obwohl wir alle wissen, wie wichtig eine ausreichende Flüssigkeitszufuhr für unseren Körper ist, zeigen zahlreiche Umfragen, dass der Großteil der Deutschen zu wenig trinkt. Dabei benötigen wir Wasser dringend für Stoffwechselprozesse, die Versorgung mit Nährstoffen und die Entgiftung unseres Körpers. Der menschliche Körper besteht zu etwa 60 Prozent aus Wasser, über Atem, Schweiß und Urin scheiden wir über den Tag jeweils wieder rund 1,7 Liter Flüssigkeit aus.

Welchen Bedarf an Wasser der Einzelne hat, ist dabei unterschiedlich und von verschiedenen Faktoren abhängig. Als grobe Faustregel gilt aber: Für jede Kalorie aus unserem persönlichen Grundumsatz liegt unser Wasserbedarf bei circa einem Milliliter.[17] Zu beachten ist dabei, dass diese Richtwerte nur für gesunde Menschen Gültigkeit besitzen.

Wichtig ist vor allem, gleichmäßig über den Tag verteilt zu trinken, vor sportlichen und geistigen Anstrengungen kann es ruhig etwas mehr sein. Durch den Verzehr von frischem Gemüse und Obst, wie beispielsweise Gurken oder Melonen, lässt sich die tägliche Trinkmenge noch ein wenig unterstützen. Dabei sollte man jedoch nicht aus den Augen verlieren, dass Obst viel Fruchtzucker enthält und sich der Wasseranteil in Lebensmitteln natürlich in Grenzen hält.

Es gibt Situationen, in denen der Körper besonders viel Flüssigkeit benötigt, dazu gehören unter anderem große Hitze, extreme Kälte, Fieber, Erbrechen und Durchfall. Auch beim Sport oder bei anstrengender körperlicher Arbeit brauchen wir mehr Wasser. Alkohol, Cola und bestimmte Teesorten können dem Körper jedoch auch Flüssigkeit entziehen, da die enthaltenen Stoffe zu einer vermehrten Nierenaktivität und somit zu erhöhtem Harndrang führen.

Verliert unser Körper mehr Flüssigkeit, als er aufnimmt, kann dies schwerwiegende Folgen haben. Denn bei einer solchen Dehydration bleiben Giftstoffe im Körper zurück, und lebenswichtige Nährstoffe werden schlechter transportiert. Wenn wir zu wenig trinken, kommt es schneller zu Müdigkeit, und wir können uns weniger gut konzentrieren. Da das Blut eindickt, kann es zudem zu Kopfschmerzen kommen.[18]

Ein Zeichen für Flüssigkeitsmangel ist auch die Farbe des Urins. Normalerweise hat dieser eine hell- bis dunkelgelbe Färbung. Je mehr wir trinken, desto heller wird der Urin, je weniger wir trinken, desto dunkler wird er. Dazu hier eine kleine Übersicht, wenn du deine Flüssigkeitszufuhr überprüfen willst:

Urinskala

Farblos/Transparent
Der Urin ist ausreichend oder ggf. zu gut verdünnt: Dies zeugt von einer sehr hohen oder schon zu hohen Flüssigkeitszufuhr.

Hellgelb/Gelb
Perfekt, so soll der Urin aussehen. Genug getrunken, alles in Ordnung.

Bierfarben/Sirup
Hier liegt bereits eine Dehydrierung vor. Da heißt es, schnell Flüssigkeit zuführen.

Orange-braun
Auch hier liegt ein Flüssigkeitsmangel vor, der sofort behoben werden sollte.

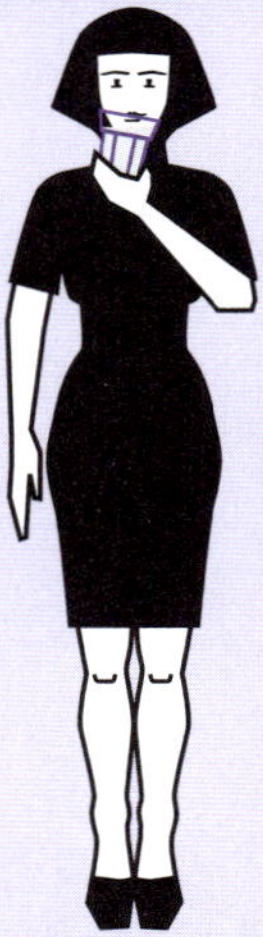

Urinskala als Maß für die Flüssigkeitsversorgung

Wie wir sehen, können Probleme im gesamten Organismus entstehen, wenn wir unseren Körper nicht ausreichend mit Wasser versorgen. Eine länger anhaltende «Durststrecke» kann irgendwann nicht mehr richtig ausgeglichen werden, sodass sich daraus auch Krankheiten entwickeln können.

Die Hunger-Sättigungs-Skala

Kommen wir zurück zum Thema Hunger und Sättigung: Damit du den Grad deines echten Hungers besser bewerten kannst, möchte ich dir mit der Hunger-Sättigungs-Skala einen weiteren Baustein der Emotional-Eating-Methode an die Hand geben. Dazu nochmals als Erinnerung: Echter Hunger wird nach und nach stärker. Er lässt sich durch die Zufuhr von «echten» Lebensmitteln befriedigen und ist nicht auf ein bestimmtes Lebensmittel fixiert. Hast du gegessen, hört der Hunger auf. Die Hunger-Sättigungs-Skala kann dir dabei helfen, die einzelnen Phasen von Hunger und Sättigung besser wahrzunehmen. Sie ist besonders gut für dich geeignet, wenn dir das Hineinspüren und achtsame Wahrnehmen zu vage sind und du ein etwas «handfesteres» Tool für dich bevorzugst. Gerade zu Anfang nutzt man gern die Hunger-Sättigungs-Skala, weil sie so schön übersichtlich ist und innerhalb von wenigen Sekunden hilft, eine klare Entscheidung zu treffen. So sieht sie aus:

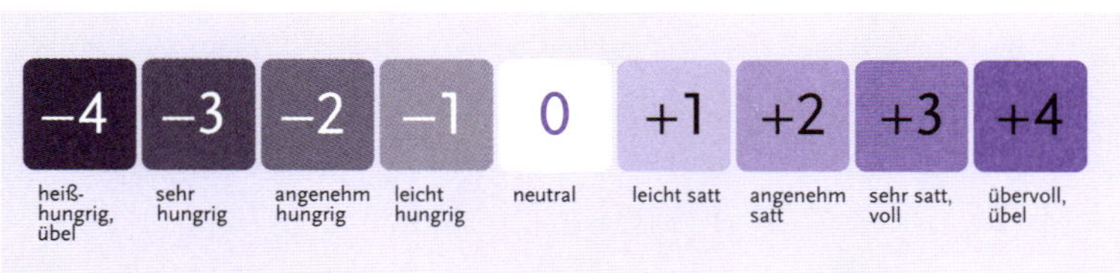

Die Hunger-Sättigungs-Skala

Während sich dein Magen auf Stufe 0 in einem neutralen Zustand befindet, du also weder hungrig noch satt bist, ist er auf Stufe –4 vollkommen leer, du fühlst dich ausgehungert, unterzuckert, müde oder schwach. Das andere Extrem ist die Stufe +4, auf der dein Bauch überdehnt ist und du dich übervoll fühlst. Du musst vielleicht den Knopf an deiner Hose aufmachen und hast regelrecht Magenschmerzen, oder dir ist übel. Die Stufen dazwischen beschreiben die Entwicklung deines Hunger- und Sättigungsgefühls.[19]

Du solltest dich nun vor jeder Mahlzeit fragen, wo auf dieser Skala du deinen Hunger einordnest. Am besten ist es, mit dem Essen zu beginnen, wenn sich dein Hungergefühl im Bereich –2 bewegt, du also einen leichten bis angenehmen Hunger verspürst. Entspricht dein Sättigungsgefühl der Stufe +2 – das heißt, du fühlst dich angenehm satt –, solltest du möglichst mit dem Essen aufhören.

Damit du den «optimalen» Bereich deines Hungers und deiner Sättigung, also die Stufen –2 und +2, gut zu erkennen lernst, gehe ich im Folgenden noch einmal detaillierter auf verschiedene körperliche Signale ein, die in den einzelnen Phasen auftreten können.[20]

Die Phasen des Hungers

–1

Phase –1 (kleiner Hunger)

- Du entwickelst verstärkt Nasenhunger oder auch Augenhunger.
- Du hast einen trockenen Mund.
- Du denkst ab und zu ans Essen.
- Du kannst dich nicht mehr so gut fokussieren und lässt dich von deinen eigentlichen Vorhaben ablenken.
- Es ist noch genügend innere Ruhe vorhanden, um zu kochen oder dir eine gesunde Mahlzeit anzurichten.

–2

Phase –2 (gesunder Hunger)

- Du hast einen salzigen Geschmack im Mund oder das Gefühl von einem «Pelz auf der Zunge», du könntest ein Kaugummi oder etwas, was den Speichelfluss anregt, gebrauchen.
- Du hast ein Gefühl der Enge im Hals.
- Du bemerkst ein leichtes Ziehen im Magen und / oder im Kopf.

- Es stellen sich eine zunehmende Ungeschicklichkeit und Gereiztheit ein, und du kannst dich weniger gut konzentrieren.
- Du wirst zunehmend müde.
- Die Lust aufs Kochen oder Anrichten von Nahrung nimmt merklich ab.

–3 –4

Phase –4 / –3 (Heißhunger)

- Du bekommst Kopfschmerzen.
- Dein Kreislauf sackt in den Keller.
- Du hast kalte Hände oder Füße.
- Du unterzuckerst, und dir wird schwindelig.
- Ein flaues Gefühl im Magen bis hin zur Übelkeit breitet sich in dir aus.
- Dein Magen knurrt (beachte hier die Hinweise zum Magenhunger), oder du hast schon Magenschmerzen.
- Du wirst zunehmend aggressiv, weil dir die Energie und die Kohlenhydrate ausgehen.
- Deine Energie fällt bis hin zur Erschöpfung ab.
- Deine gute Laune kippt schlagartig, und du kommst schon fast in eine leicht depressive Verstimmung.
- Du gierst förmlich nach Essen.
- Du hast keine Geduld mehr zu kochen.
- Du reißt Lebensmittelpackungen auf, isst beim Einkaufen bereits mitten im Supermarkt oder auf dem Heimweg im Auto.

Denke auch immer daran, dass es womöglich zu einem Essanfall oder starkem Heißhunger kommen wird, wenn du deinen körperlichen Hunger ignorierst.

Die Skala für das Hungergefühl lässt sich natürlich auch auf die Sättigung übertragen.

Die Phasen der Sättigung

+1

Phase +1 (noch nicht satt)

- Du kannst noch einige Hungersignale wahrnehmen und befindest dich weiterhin im Nahrungsaufnahme-Modus.
- Dein Kreislauf und deine Stimmung erholen sich langsam wieder.
- Es fühlt sich so an, als ob der Magen noch nicht ganz voll ist.
- Essen ist gerade noch absoluter Genuss. Alles läuft geregelt ab.
- Den Geschmack des Essens kannst du intensiv wahrnehmen.

+2

Phase +2 (gesunde Sättigung / körperlich satt)

- Alle Hungersignale sind verschwunden.
- Dein Bauch ist gut gefüllt, aber nicht übervoll.
- Du spürst eine leichte, zufriedene Schwere.
- Es überkommt dich ein angenehmes Wärmegefühl, und ein Gefühl der Zufriedenheit stellt sich ein.
- Du hast das Gefühl, genug gegessen zu haben.
- Du nimmst den Geschmack des Essens nicht mehr so intensiv wahr und isst nicht mehr so aufmerksam.
- Deine Gedanken wandern weg vom Essen, hin zu Themen des Alltags.

+3 +4

Phase +3 / +4 (übervoll)

- Du hast viel zu viel gegessen, Bauchschmerzen und Übelkeit stellen sich ein.
- Du bist unbeweglich und kaum noch fähig, wieder in Aktion zu kommen.

- Es ist keinerlei Aufmerksamkeit mehr beim Essen, du kaust nur noch mechanisch.
- Der Geschmack des Essens tritt völlig in den Hintergrund.
- Du lässt dich leicht vom Essen ablenken und tust Dinge nebenbei, wie zum Beispiel am Handy den aktuellen Newsfeed checken.
- Du schlingst nur noch, anstatt genüsslich zu essen oder ausreichend zu kauen.
- Dein Bedürfnis, heimlich zu essen, nimmt zu.

Wenn du vermeiden willst, dass du innerhalb dieser Skala von einem Extrem ins andere fällst, führt kein Weg an einem geregelten Essenszyklus vorbei. Auch wenn das bedeutet, dass du am Anfang Gewicht zunehmen wirst. Du isst dann, wenn du physischen Hunger hast, und isst dich dabei satt. So vermeidest du unnötige Mahlzeiten und Snacks, und dadurch stellt sich dann auch ein neues geringeres Gewicht ein. Wichtig ist es zu wissen: Wir behandeln immer zuerst das Essverhalten und kümmern uns dann um die Kilos und das eventuelle Übergewicht. Durch das regelmäßige Essen vermeidest du, dass du deinen Körper aushungerst und er Notsignale an dein Gehirn sendet. Damit unterbindest du zum einen eine Einlagerung in deine Fettdepots, zum anderen verhinderst du einen Kontrollverlust beim Essen.

Genau auf die Hunger- und Sättigungssignale deines Körpers zu schauen kann dich auch darin schulen, mehr Achtsamkeit für dein Essverhalten zu entwickeln. Und wer achtsam mit sich selbst ist, kann bessere Entscheidungen beim Essen treffen. Dazu schauen wir uns nun die Rolle des Gehirns beim emotionalen Essen einmal genauer an.

Wie unser Gehirn den Stoffwechsel kontrolliert

Unser Gehirn ist die Schaltzentrale für lebenswichtige Abläufe im Körper. Auf der einen Seite steuert es unsere Wahrnehmung, unsere Empfindungen und unser Verhalten, auf der anderen Seite sorgt es dafür, dass unsere Organe richtig arbeiten, und koordiniert all unsere Bewegungen. Unentbehrlich sind in diesem Prozess unsere Nervenzellen (Neuronen), die auch verantwortlich für die «Kommunikation» zwischen den einzelnen Bereichen im Gehirn sind und an speziellen Verbindungsstellen, den sogenannten Synapsen, Informationen austauschen.[21] Ein Mensch besitzt etwa 80 bis 90 Milliarden Gehirnzellen.

Ohne das Gehirn geht also gar nichts, was gleichzeitig bedeutet, dass es immer zuerst sich selbst mit Energie versorgen muss.[22] Wenn man diesen Fakt genauer betrachtet, erklärt dies vielleicht auch, warum der Drang zu essen manchmal so stark sein kann und uns dann beim Essen alles egal zu sein scheint.

Vieles deutet darauf hin, dass Übergewicht seinen Ursprung im Energiestoffwechsel des Körpers haben kann – was ja vielleicht auch für deine überflüssigen Kilos von Bedeutung ist. Aktuelle Studien und auch verschiedene physiologische Modelle belegen, dass die Nahrungsaufnahme nicht immer nur vom freien Willen abhängt, sondern ebenso vom Energielevel in unserem Körper reguliert wird. Betrachten wir dies einmal in einfachen Kalorienangaben. Im Vergleich zu anderen Organen hat das Gehirn mit einem Anteil von nur drei Prozent am Körpergewicht einen sehr hohen Energieverbrauch. 500 bis 600 Kilokalorien bzw. 20 Prozent der Gesamtenergie verbrennt es am Tag.[23] Unser Gehirn benötigt so viel Energie, da es rund um die Uhr aktiv ist. 500 Kalorien entsprechen fast einer ganzen Mahlzeit, was bedeutet, dass eine Mahlzeit am Tag rein kalorisch schon allein für das Gehirn draufgeht und damit faktisch gar nicht auf unseren Hüften landet. 500 Kalorien stecken zum Beispiel in 250 Gramm Brot, 5 großen Bananen, 77 Gramm Walnüssen oder einer Tafel Schokolade.

Wenn sich das Gehirn immer an erste Stelle stellt, so erscheint es zutreffend, dass sein Energielevel auch unsere Nahrungsaufnahme bestimmen kann. Wenn also zu wenig Energie in unserem Körper vorhanden ist, werden wir hungrig und wollen essen. Dies haben wir gerade in der Hunger-Sättigungs-Skala genauer betrachtet. Wenn das Energielevel im Körper steigt, sind wir (irgendwann) satt. Damit Energie im Gehirn ankommt, muss sie in Form von Glukose vorliegen. Glukose kennst du beispielsweise als Traubenzucker. Sie ist ein wichtiger Energieträger aus der Nahrung, der aus dem Darm ins Blut aufgenommen wird. Damit wir in einem Bereich von −2 und +2 der Hunger-Sättigungs-Skala bleiben, braucht es in der Regel ein Gleichgewicht unseres Blutzuckerspiegels. Der Blutzucker wird durch die Nahrungsaufnahme reguliert und bestimmt damit die Energiezufuhr der Organe und des Gehirns.

Nach der sogenannten «Selfish-Brain-Theory»[24] ist Heißhunger und damit eine vermehrte Nahrungsaufnahme eine Notlösung des Gehirns, das sich in einer Energiekrise befindet. Versuchen wir beispielsweise mittels einer Diät abzunehmen und gehen dabei in ein zu starkes Kaloriendefizit, so glaubt unser Gehirn, es befände sich in einer Notlage. In diesem Moment entscheidet es sich, sich gegen den Körper zu stellen und zuerst sich selbst mit Energie zu versorgen.

Dabei geht es wie folgt vor: Das Hormon Leptin signalisiert dem Gehirn zuerst, wie hoch der Energiestand in Muskeln und Fettgewebe ist. Danach wird das Stresssystem aktiviert, das dafür sorgt, dass Energiereserven aus dem Körper freigesetzt werden können. Diese Energie wird ans Gehirn geleitet. Steht nicht genug Energie im Körper zur Verfügung, kommt es zum Signal «Essensaufnahme». Wir bekommen Hunger, Heißhunger oder haben einen Essanfall. Haben wir gegessen, kehrt das Stresssystem in einen Ruhezustand zurück, und die Reserven im Körper werden wieder aufgefüllt.

Einfach ausgedrückt: Das Gehirn gerät bei zu wenig Essen in Panik und will seine Funktion aufrechterhalten. Zuerst nutzt es dazu Energie aus dem Körper, zum Beispiel aus Glykogen in den Muskeln. Für Eiweiß gibt es hingegen keinen eigenen Speicher. Deshalb greift der Körper bei ungenügender Eiweißzufuhr auf das Muskeleiweiß zurück. Die eigentliche Aufgabe der Eiweiße liegt jedoch im Aufbau von körpereigenen Strukturen, zum Beispiel den Muskelzellen, Knochen oder der Hornhaut. Kommen wir nun in eine massive Energienotlage, kann der Körper auch Energie aus Muskeleiweiß generieren. Das kann ein Grund sein, warum wir bei sehr harten Diäten auch Muskulatur abbauen statt Körperfett. Das Gehirn kann also in einer massiven Notlage auch das Signal geben, unsere Muskulatur anzuzapfen, um die Energieversorgung sicherzustellen. Dazu wird Eiweiß in Glukose umgewandelt. Nehmen wir dann Nahrung und Energie auf, optimal in einem Skala-Bereich von –2 bis +2, reguliert sich die Notlage, und das System läuft stabil weiter.

Deine Aufgabe ist es also, regelmäßig gesundes Essen zu dir zu nehmen, um einen Notstand im Gehirn zu vermeiden und um das emotionale Essen und das eigene Aushungern zu verhindern. (Was ich unter gesunder Ernährung verstehe, erkläre ich noch genauer in Kapitel 4.) Haben wir regelmäßig Essanfälle, liegt eine Störung im System vor, das heißt, wir nehmen zu, wenn das Gleichgewicht und die Sensibilität unserer Energieversorgung gestört sind. Das zeigt, welch großen Einfluss das Gehirn auf unseren Stoffwechsel haben kann.

Unter normalen Umständen nimmst du pro Tag circa 200 Gramm Glukose zu dir[25], wovon das Gehirn knapp 130 Gramm nutzt. Eine Energienotlage für unser Gehirn bedeutet immer Stress. Im Stress erfolgt dann die Energiebereitstellung über die Stresshormone Adrenalin und Cortisol, die aus der Nebennierenrinde ausgeschüttet werden. Denken wir nun an die Auslöser von emotionalem Essen zurück, dann sehen wir, dass Stress oder auch soziale Faktoren darunter sind. Das bedeutet, dass psychosozialer Stress ein messbares Energieproblem im Gehirn beziehungsweise einen Erschöpfungszustand hervorrufen kann.

Damit bekommt das Sprichwort «Stress macht dick» doch eine ganz neue Bedeutung, oder? Stress sorgt für Adrenalin und Cortisol im Körper, die das Gehirn aufnimmt. Die Verschiebung sorgt dann für ein Energieproblem, und es kommt zu Erschöpfung. Neue Energie muss her, und so gibt das Gehirn das Signal zur Nahrungsaufnahme. Je größer der Bedarf ist, desto stärker wird das Signal zur Essensaufnahme empfunden. So kommt es häufig zu einem Essanfall. Nach circa 30 Minuten fällt das Adrenalin wieder ab, sofern eine Versorgung mit Energie stattgefunden hat. Beim Cortisol ist das anders. Es braucht mindestens ein bis zwei Stunden. Das bedeutet, der akute Stress ist nach 30 Minuten vorbei, aber das Gehirn bekommt durch das Cortisol immer noch einen Notstand signalisiert.

Exkurs: Das große Thema Hormone

Bevor wir weiter über die Prozesse im Gehirn sprechen, möchte ich einmal gezielt auf das Thema Hormone eingehen. Frauen in meiner Praxis schildern immer wieder die gleichen Symptome: steigendes Gewicht, oft auch bei geringer Kalorienzufuhr, schnelle Erschöpfung, mangelnde Konzentration oder auch eine vorliegende Schilddrüsenunterfunktion. Bei Frauen sind die Symptome aufgrund der Vielseitigkeit der Hormonstruktur, vor allem im Vergleich zu Männern, deutlich komplexer. Hormone steuern so gut wie alles in unserem Körper und beeinflussen damit unsere Vitalität, den Stoffwechsel und vor allem auch unsere Laune. Zudem entscheiden sie mit über die Abläufe der Stoffwechselarten, also ob wir Muskelmasse aufbauen, Fett verbrennen oder mit dem Abnehmen zu kämpfen haben, auch wenn wir noch so streng Diät halten. Hormone sind dafür verantwortlich, ob wir Cellulite haben oder nicht und wie es mit Haaren, Fingernägeln und Co. aussieht. Hormone bestimmen, ob wir morgens energiegeladen sind oder jemanden an die Wand klatschen könnten, nur, um eine Stunde länger liegen zu bleiben.

Viele Frauen stellen jedoch keinen Zusammenhang zwischen ihren Beschwerden und ihren Hormonen her. So war es auch bei mir. Als ich mit meiner Reise begann und das Training für meinen ersten Triathlon nach oben fuhr, hatte ich das Gefühl, ich könnte mir die Kalorien vom Mund absparen, nahm aber trotz Sport nicht ab oder sogar im Gegenteil zu. Es stellte sich die Frage, woran das lag. Um das herauszufinden, suchte ich einen Hormonspezialisten auf und ließ ein Blutbild machen und meinen Hormonstatus bestimmen. Dabei stellte sich heraus, dass meine Hormone nicht im Gleichgewicht waren, was zur Auswirkung hatte, dass mein Stoffwechsel quasi eingefroren war. Ich hatte also keine Chance, weiter abzunehmen. Als Reaktion darauf setzte ich die Pille ab. Der Hormonspiegel pendelte sich ein und mein Stoffwechsel auch.

Warum erzähle ich das? Die Medizin kümmert sich oft nur primär um Krankheiten und Beschwerden, aber nicht darum, in der Tiefe an der eigenen Gesundheit zu arbeiten. Daher kommt auch eine Betrachtung der Hormone in der Diagnostik oft zu kurz, wodurch viele Dysfunktionen unentdeckt oder auch ohne Diagnose bleiben. Frauen haben in einem Monat mehr Hormonschwankungen als Männer in ihrem ganzen Leben.[26] Allein das macht schon deutlich, wie komplex der weibliche Körper ist. Doch was sind Hormone denn nun genau?

Hormone sind Botenstoffe, die an verschiedenen Stellen in unserem Körper produziert und über die Blutbahn transportiert werden. Bei der Aufnahme in unseren Zellen werden Handlungsanweisungen weitergegeben, die schließlich in körperlichen Reaktionen münden. Im Anschluss werden die Hormone im Darm und in der Leber abgebaut.

Befindet sich der Hormonhaushalt im Gleichgewicht, so führt das zu einer Balance ohne körperliche Beschwerden. Ein Überschuss oder Mangel an Hormonen ist damit auf Dauer ungesund.

Im Folgenden findest du eine kleine Auflistung der bekanntesten Hormone:

Insulin: Wird in der Bauchspeicheldrüse produziert, wenn Zucker (Glukose) ins Blut gelangt. Insulin bewirkt, dass die Zellen Zucker aufnehmen können. Ist Insulin im Blut, kann der Körper kein Körperfett verbrennen.

Progesteron: (Sexual-)Hormone aus der Gruppe der Gestagene. Bei Frauen wird Progesteron hauptsächlich von Gelbkörpern in der zweiten Phase des Menstruationszyklus und in wesentlich höheren Mengen während der Schwangerschaft von der Plazenta gebildet. Bei Männern bilden die sogenannten «Leydig-Zwischenzellen» in den Hoden den Hauptanteil. Geringe Progesteronmengen werden bei Frauen und Männern auch von der Nebennierenrinde synthetisiert.

Östrogen: Wird im Fettgewebe gespeichert. Je mehr Östrogen, desto mehr Fett.[27] Es wird in den Eierstöcken und in der Nebennierenrinde produziert. Östrogene sind wie das Progesteron weibliche Geschlechtshormone. Östrogene werden vor allem in den Eierstöcken hergestellt, daneben in geringen Mengen in der Nebennierenrinde und bei Schwangeren in der Plazenta (Mutterkuchen). Streng genommen ist die Bezeichnung «weibliche» Geschlechtshormone für Östrogene nicht korrekt, denn auch Männer produzieren Östrogene (genauer: Östradiol), wenn auch nur in geringen Mengen. Bildungsorte sind vor allem die Hoden.

Cortisol: Stresshormon, das dem Körper Energie zur Verfügung stellen kann. Cortisol ist ein Fettverbrennungshemmer. Ist Cortisol im Blut, zum Beispiel durch Stress, kann der Körper kein Körperfett verbrennen.

Melatonin: Das Schlafhormon. Ist zu viel Insulin im Blut, kann es zu einem Melatoninmangel kommen, wodurch wir schlechter schlafen.

Leptin: Leptin versteht man auch als Sättigungshormon, da es in erster Linie die Aufgabe hat, dem Gehirn zu signalisieren, dass wir satt sind. Leptin wird in den Fettzellen produziert. Das hat den Nachteil, dass bei zu viel Fett im Organismus zu viel Leptin gebildet wird und somit eine Resistenz gegen das Signal stattfindet.

Das Gehirn empfängt dann kein Signal mehr, dass man gesättigt ist, weswegen immer mehr Nahrung aufgenommen wird. Es muss also zunächst die Fettverbrennung angekurbelt werden und Körperfett schmelzen, damit die Betroffenen wieder ein normales Sättigungsgefühl erlangen können.

Ghrelin: Ghrelin ist ein appetitanregendes Peptid, das in der Magenschleimhaut und der Bauchspeicheldrüse produziert wird. Es reguliert die Nahrungsaufnahme und die Abgabe von Wachstumshormonen. In Hungerphasen steigt der Ghrelinspiegel im Blut an, nach dem Essen sinkt er ab. Durch Schlafmangel kommt es zu einer erhöhten Ghrelin-Ausschüttung, was vermutlich zur Entwicklung von Adipositas beiträgt.

Der Hormonspiegel bevorzugt immer ein Gleichgewicht, wenn also ein Hormon aus dem Gleichgewicht gerät, reißt es oft andere mit sich. Das zeigt sich sehr deutlich an dem Beispiel der beiden Hormone Leptin und Ghrelin, den Hormonen für Hunger und Sättigung.

Ist unser Magen leer, wird Ghrelin ausgeschüttet. So gelangt es erst ins Blut und dann in unser Gehirn, genauer gesagt in den Bereich des Hypothalamus, wo es für ein Hungergefühl sorgt. Diäten und auch ein zu langes Fasten können den Ghrelinspiegel ansteigen lassen, was daran liegt, dass wir über einen zu langen Zeitraum weniger Kalorien zu uns nehmen. Ein Forscherteam um den Amerikaner David Cummings fand in einer Studie heraus, dass der Ghrelinspiegel bei den Teilnehmenden, die ein sechsmonatiges Diätprogramm absolvierten, zum Teil um 24 Prozent stieg.[28] Das könnte eine Erklärung dafür sein, warum klassische Diäten nicht auf lange Sicht funktionieren.

Der Leptinspiegel korreliert in erster Linie mit der Menge unseres Körperfetts.[29] Je mehr Körperfett wir haben, desto mehr Leptin wird gebildet. Natürlich funktioniert dies auch umgekehrt, sinkt also der Körperfettanteil, so sinkt gleichzeitig auch der Leptinspiegel. Haben wir ein zu hohes Gewicht, verbunden mit einem höheren Körperfettanteil, haben wir auch mehr Leptin im Blut. Es kommt aber auch vor, dass unser Gehirn nicht mehr auf ein steigendes oder auch sinkendes Körperfett reagiert und der Leptinspiegel konstant hoch bleibt. In diesem Fall spricht man von einer Leptinresistenz. Dem Gehirn wird nicht mehr signalisiert, dass der Magen voll ist. Dadurch hat man ständig Hunger, obwohl man bereits genug gegessen hat.

Wie bereits erwähnt streben alle Hormone unseres Körpers ein perfektes Gleichgewicht an. Das bedeutet aber auch, dass sie immer in einer Art «Zusammenspiel» agieren. So wie Ghrelin deinen Appetit steigert, sorgt Leptin für ein Sättigungsgefühl. Diese beiden Hormone sollten also möglichst im Gleichgewicht sein. Ist das Gleichgewicht gestört, hast du vielleicht zunehmend Probleme, Hunger von Appetit zu unterscheiden, oder du merkst viel zu spät, dass du satt bist. Ein Ungleichgewicht führt somit zu einer deutlichen Gewichtszunahme oder -abnahme und wird auch mit Ess- und Stimmungsstörungen in Zusammenhang gebracht. Es ist dann unsere Aufgabe, unsere Hormone wieder ins Gleichgewicht zu bringen.

Zwar geraten unsere Hormone nicht von heute auf morgen durcheinander, es gibt jedoch Faktoren, wie zum Beispiel unsere Ernährung, die eine größere Hebelwirkung besitzen, ein Ungleichgewicht auszulösen. Unsere Ernährung entscheidet darüber, ob wir uns gut oder schlecht fühlen, zunehmen, abnehmen oder das Gewicht halten können. Ernähren wir uns also ständig auf die «falsche» Art und Weise, leiden wir früher oder später unter Gewichtsproblemen. Zur Ernährung kommt zudem noch der Einfluss unseres Lebensstils. Ein wesentlicher und oft unterschätzter Bereich ist dabei unser Schlafverhalten.

Schlaf als Ursache (Hormon: Melatonin)

Schlaf hat einen direkten Einfluss auf unser Hormonsystem. So wirkt sich schlechter und ungenügender Schlaf auf unseren Melatoninspiegel aus. Der Wirkstoff Melatonin steuert unseren Tag-

Nacht-Rhythmus und wird im Körper aus dem Nervenbotenstoff Serotonin gebildet. Die Empfehlung für Erwachsene liegt bei sieben bis acht Stunden Schlaf pro Tag, wobei das Schlafbedürfnis mit zunehmendem Alter abnimmt. Bei weniger als sieben Stunden Schlaf erhöht sich dein Cortisolspiegel, was wiederum Auswirkungen auf deinen Heißhunger hat und eine Gewichtszunahme begünstigen kann. Gleichzeitig bremst der fehlende Schlaf das Sättigungshormon Leptin aus, das deinem Gehirn während des Essens signalisiert, dass du satt bist.

Stress als Ursache (Cortisol und Adrenalin)
Stress ist ein Figurkiller, denn er erhöht – ähnlich wie fehlender Schlaf – den Cortisolspiegel, der dich am Abnehmen hindern kann. Mit Stress ist nicht nur ein anstrengendes Arbeitsleben gemeint, auch Bewegungsmangel, Depressionen, Streitigkeiten mit dem Partner und Probleme im Job können für einen hohen Cortisolspiegel sorgen.

Wie du siehst, spielen Hormone eine ganz besondere Rolle in unserem Organismus, und ihre Bedeutung sollte nicht unterschätzt werden. Gerade deshalb ist es besonders wichtig, darauf zu achten, dass sich diese im Gleichgewicht befinden. Wenn sich der Hormonhaushalt im Gleichgewicht befindet, wird dir das Abnehmen wesentlich leichter fallen, und du wirst schneller an deine gewünschten Ziele kommen. Neben einer gesunden Ernährung und ausreichend Bewegung ist vor allem die Zeit für dich ein wesentlicher Faktor, der das hormonelle Gleichgewicht bestimmt.

Das Push-und-Pull-Prinzip

Die zuvor geschilderte Wechselwirkung zwischen Gehirn und Energiezufuhr fasst Achim Peters in seinem Buch «Das egoistische Gehirn» unter dem Begriff «Push-und-Pull-Prinzip» zusammen.

Beim Push-und-Pull-Prinzip geht es um eine Art Interaktionskette zwischen Kopf und Körper. Das Kontrollsystem hinter diesem Prinzip ist der Hypothalamus, den du schon kennengelernt hast, als es um die Entstehung von Hungergefühlen ging. Mittels Sensoren für das sogenannte Adenosintriphosphat, kurz ATP, wird der Energiebedarf im Gehirn ermittelt. Wird ein bestimmter ATP-Schwellenwert in den Zellen überschritten, so wird Energie gespeichert, beispielsweise im Muskel oder durch den Aufbau von «Fettpolstern». Da unsere Speicher, zum Beispiel bei den Kohlenhydraten, limitiert sind, führt eine übermäßige Nahrungsaufnahme zur Speicherung von Körperfett. Führen wir also mehr Energie zu, als unser Körper braucht und unsere Speicher aufnehmen können, lagern wir die überschüssigen Kalorien als Körperfett ein.

Wird die ATP-Konzentration in unseren Zellen hingegen knapp, so sendet der Hypothalamus eine Information an weitere Stellen im Gehirn, und es folgt eine Drosselung der Energiezufuhr an den Körper. Beim Pull (englisch für «ziehen»), also wenn ein ermittelter Energienotstand festgestellt wird, zieht unser Gehirn Energie aus dem Körper für sich selbst ab. Der Pull wird demnach ausgelöst, wenn nicht mehr genug Energie zur Versorgung vorhanden ist. Machen wir beispielsweise gerade eine Low-Carb-Diät, so lagern wir nicht genug Energie in Form von Kohlenhydraten und damit Glukose ein, um das Gehirn zufriedenzustellen. Dies passiert so lange, bis die gespeicherte Energie aufgebraucht ist. Leeren sich die Speicher immer mehr, so kann sich der Pull weiter steigern. Das bedeutet: Entsteht im Laufe der Diät ein immer höherer Energienotstand, kommt selbst bei einem erneuten Pullversuch vom Gehirn nicht mehr ausreichend Energie zusammen. Einfacher gesagt heißt das: Je länger eine Diät mit zu wenig Kalorien- und Energiezufuhr dauert, desto weniger Energie bleibt im Körper übrig. Das Gehirn wird immer wieder versuchen, Energiereserven anzuzapfen, bekommt aber irgendwann keine Energie mehr, weil die Speicher immer leerer laufen. Selbst im Körper steht dann nicht mehr genug Energie zur Verfügung. Alle direkten Speichervorräte sind ausgeschöpft.

Da das Gehirn aber Energie braucht, kommt es zum Push, nämlich zum Heißhunger, zu Essanfällen und emotionalem Essen. Warum? Das Gehirn schickt uns absichtlich auf Nahrungssuche. Diäten, die über einen längeren Zeitraum gehen, bewirken, dass auch die Intensität des Push steigt. Da sich das Gehirn, wie zuvor gezeigt, immer zuerst selbst versorgt, wird es versuchen, den inneren Druck in uns so zu steigern, dass es wieder an Energie kommt. Dann zeigen sich die klassischen Mechanismen des emotionalen Essens, und wir greifen wie auf Autopilot zu. Der Körper zieht in diesem Fall alle Energie aus unserem Essen. Daher nehmen wir in einem Essanfall meist nur Hochkalorisches zu uns, weil die Energie so schneller in die Zellen gelangt.

Wie du aus deinen eigenen Essanfällen weißt, ist dieses Push-und-Pull-Prinzip sehr machtvoll und setzt jede Vernunft, alle Diätregeln oder eigene Vorsätze außer Kraft. Angefeuert wird dieses Prinzip noch von deinen Emotionen, Erfahrungen, Gefühlen und persönlichen Erlebnissen. Zusammen ergibt sich so ein eigenes Stresssystem:

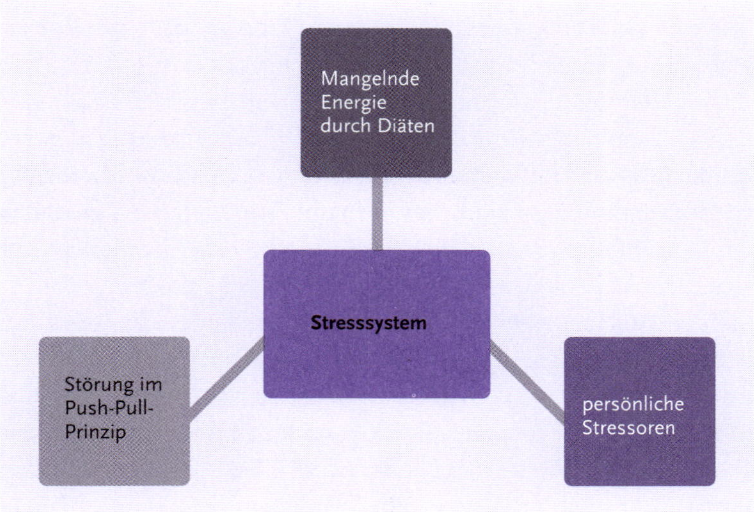

Das persönliche Stresssystem

Die eigenen Erinnerungen und Stressoren haben also einen direkten Einfluss auf die Funktionsweise des Push-und-Pull-Prinzips des Gehirns, was daran liegt, dass die Nervenverbände, die in diesem Prinzip mitwirken, gleichzeitig auch unsere Emotionen beeinflussen.

Die Auswirkungen von Übergewicht auf das Gehirn

Emotionales Essen, Binge-Eating oder auch Esssucht hängen oft mit einem zu hohen Gewicht oder auch Übergewicht zusammen. Dies kennst du ja vielleicht bereits von dir selbst. Ich möchte dir nun zeigen, wie die Zusammenhänge zwischen deinem Übergewicht, deinem emotionalen Essen und deinem Gehirn aussehen.

Wenn du unter Übergewicht leidest, ist davon auszugehen, dass du eine Push-und-Pull-Inkompetenz entwickelt hast. Das bedeutet, dass die Fähigkeit deines Gehirns, Energie aus deinem Körper zu ziehen, nachgelassen hat. Das System ist überlastet, und es kommt zu Folgeerscheinungen. Das Übergewicht, das du verzweifelt loszuwerden versuchst, entsteht also dadurch, dass deinem Gehirn ein dauerhafter Energieengpass vermittelt wird. Dein Gehirn schafft es nicht mehr, sich bei der Energieverteilung gegen deinen Körper durchzusetzen. Der Grund für diese Störung ist, dass deine immer wiederkehrenden persönlichen Stressoren oder deine Stresserlebnisse die Cortisolmengen nach oben getrieben und damit den Regulierungsmechanismen deines Gehirns zugesetzt haben.

Bist du also dauerhaft gestresst, kommt es zu einem Verschleiß der Wahrnehmung im Gehirn und im Körper. Zudem hat dein Gehirn eine Art Cortisol-Gedächtnis.[30] Es wird jede größere Ausschüttung von Cortisol gespeichert und kann so zu neuronalen (das Nervensystem betreffenden) Veränderungen führen, die das Push-und-Pull-Prinzip entkräften. Somit bekommt das Gehirn immer weniger Glukose und geht in einen Dauernotstand über. Du willst immerzu essen, bekommst regelmäßig Heißhunger oder hast immer öfter emotionale Essanfälle. Du isst vielleicht auch immer mehr, die Abstände zwischen deinen Anfällen werden kürzer, oder du wirst zu einer «Graserin» oder einer «Süchtigen». Dauerhaftes Essen führt dann zu einem massiv empfundenen Kontrollverlust. Dein innerer Stress nimmt weiter zu. Denke hier einmal an den Diätkreislauf zurück. Wenn du übermäßig viel isst, dann nicht deshalb, weil du ausschließlich genusssüchtig, faul oder undiszipliniert bist, sondern deshalb, weil die Information über den korrekten Energiebedarf deines Gehirns nicht mehr korrekt eingestuft werden kann. Dein emotionales Essverhalten ist also auch ein Ausdruck einer fehlinterpretierten und damit permanenten Energiekrise deines Gehirns.

Um herauszufinden, inwieweit du von diesem Phänomen betroffen bist, kannst du einen Marker im Blut bestimmen lassen, und zwar den sogenannten «Nüchtern-Insulinwert». Hohe Insulinwerte zeigen dir und deinem Arzt an, dass die Botschaft, die Speicherdepots zu öffnen, um Energie einzulagern, den Körper förmlich überflutet. Schätzungsweise ist fast jeder zweite Erwachsene in Deutschland davon betroffen. Jede fünfte Frau mit Normalgewicht hat einen zu hohen Nüchtern-Insulinwert. Man spricht dann auch von einer Insulinresistenz.[31] Dies ist nicht nur ein Zeichen für ein defektes Push-und-Pull-Prinzip, sondern deutet zudem auf ein stark erhöhtes Risiko hin, in den nächsten Jahren weiter an Gewicht zuzunehmen oder vielleicht auch an einer Typ-2-Diabetes zu erkranken.

Exkurs: Insulinresistenz

Die Insulinresistenz ist weiter verbreitet, als man gemeinhin denken würde. Bei dieser Veränderung reagieren unsere Körperzellen zunehmend langsamer oder schlechter auf das Hormon Insulin. Daher wird die Insulinresistenz auch als Vorstufe der Typ-2-Diabetes bezeichnet.

Insulin ist entscheidend für unseren Stoffwechsel, gerade wenn es um die Aufnahme und Verarbeitung von Zucker geht. Ohne Insulin wäre die Aufnahme von Glukose aus dem Blut in die Zellen nicht möglich. Denn nur so sinkt der Blutzuckerspiegel wieder. Bei der Insulinresistenz sprechen die Zellen schlechter auf das Hormon an und nehmen zu wenig Zucker auf. Die Folge sind ein steigender Blutzuckerspiegel und irgendwann eine Typ-2-Diabetes.[32]

Eine Insulinresistenz liegt dann vor, wenn der Nüchtern-Insulinwert höher als 100–125 mg/dl im Blut ist.[33] Bleibt unser Insulinspiegel dauerhaft hoch, bleibt auch unser Gewicht oben, und wir nehmen einfach nicht ab. Zudem fangen wir an, mehr Appetit zu entwickeln. Unser Stoffwechsel sinkt immer weiter, bis wir weniger Energie verbrennen, als wir aufnehmen.

Wird der erhöhte Insulinspiegel «chronisch», lagern wir dauerhaft mehr Fett ein, was zu Übergewicht führt.[34] Durch gezielte Bewegung und eine bewusste Ernährung lässt sich eine Typ-2-Diabetes jedoch zurückdrängen. Vor allem das Bauchfett, das entzündungsfördernde Signalstoffe produziert und die Insulinresistenz fördert, muss verschwinden.

Neben den körperlichen Faktoren, mit denen wir uns nun eingehend beschäftigt haben, spielen auch psychologische Muster eine wichtige Rolle für unser Essverhalten. Worin bestehen deine persönlichen Stressoren eigentlich genau, und warum hast du bestimmte Gewohnheiten beim Essen? Warum kannst du dich einem speziellen Esstyp zuordnen? Diese Fragen beantwortet uns vielleicht ein Blick in deine frühkindliche Lebensphase.

Prägung

Die Prägung beim Essen

Einen entscheidenden Einfluss auf unser Essverhalten kann auch unsere (frühkindliche) Prägung haben. Prägung wird in der Verhaltensbiologie als «irreversible Form des Lernens» bezeichnet[35], wobei es für das Lernen durch Prägung im Grunde weder eine Belohnung noch eine Bestrafung braucht. Sie beruht also nicht auf eigenen Erfahrungen oder Versuchen. Prägung findet zudem meist nur innerhalb einer bestimmten Zeitspanne statt. Aktuell geht man davon aus, dass bereits die ersten 1000 Tage in unserem Leben für das spätere Essverhalten bestimmend sind[36], was unseren ersten drei Lebensjahren entspricht. Daher ist es durchaus spannend, einmal aufzuschlüsseln, wie dein Umgang mit Essen in der frühkindlichen Phase ausgesehen hat. In der Psychologie spricht man hier von der «sensiblen Lebensphase». Eine Prägung ist oftmals nicht so leicht aufzuheben, da das Gelernte besonders schnell und effektiv gespeichert wird. Was du durch Prägung verinnerlicht hast, wird dann auf Dauer von dir bevorzugt.

Ich nenne das immer den «Auslöser-Knopf». Kommst du in eine bestimmte Situation, die einen deiner Schlüsselreize wie per Knopfdruck bedient, fährst du hoch. Ob es Kritik an deinem Äußeren ist oder ein Konflikt mit deinen Eltern, eine Äußerung eines Kollegen oder einfach nur ein anderer Reiz, den du aus deiner Kindheit kennst: Wird dieser Knopf gedrückt, spulst du ein bestimmtes (Ess-)Verhalten ab. Genau solche Auslöser legen vielleicht deine persönlichen Stressoren frei, und du steuerst auf einen Essanfall zu.

Dabei lässt uns Prägung stets nur eng begrenzte Inhalte erlernen, also zum Beispiel eine bestimmte Verhaltensweise wie emotionales Essen. Durchschaust du aber, nach welchen Mechanismen deine Prägung funktioniert, so erkennst du, warum du so gern das Falsche und meist auch zu viel davon isst. Deine Prägung ist es auch, die dir Lust auf ein bestimmtes Lebensmittel oder eine bestimmte

Gruppe von Lebensmitteln macht, wenn du einen Essanfall hast. Setzt das Push-und-Pull-Prinzip ein, dann kommen viele Lebensmittel gar nicht erst für dich infrage. Es geht immer um die Dinge, auf die du geprägt bist. Patientinnen berichten mir dabei oft von einem gezielten Drang nach Schokolade, Teigwaren oder speziell nach Kohlenhydraten, nach Eis oder Fett in Fast Food. Deine Prägung bestimmt die Auswahl deines Essens.

Meine Patientin Silke hat das einmal folgendermaßen in Worte gefasst: «Ich hab ein echt großes Problem. Ich bin schon seit meiner sehr frühen Kindheit total süchtig nach Kuchen (meist Marmor- oder Schokokuchen). Und das Schlimme ist, dass ich nicht nur ein paar Stücke esse, sondern fast täglich die Hälfte, manchmal sogar fast den ganzen Kuchen! Und das beinahe jeden Tag! Meine Oma war in meiner Kindheit meine Bezugsperson, sie hat mich immer mit Kuchen aufgemuntert, wenn es zu Hause mal wieder Streit oder Probleme mit meiner Mutter gab. Kuchen gehört seither zum Alltag. Doch der Konsum wird immer schlimmer. Ich habe das Gefühl, immer mehr zu brauchen. Ich fühl mich danach oder sogar währenddessen total schlecht, aber ich kann mir ein Leben ohne Kuchen nicht mehr vorstellen. Es scheint, als wäre er ein Teil meiner Identität.»

Wie wir gesehen haben, wird schon sehr früh in unserem Leben der Grundstein dafür gelegt, welche Dinge wir gerne essen und welche wir ablehnen. Auch unser Umgang mit Hunger, Sättigung und Appetit wird hier bereits gefestigt.

Wenn wir zur Welt kommen, haben wir ein perfekt ausgefeiltes System, um Hunger und Sättigung wahrzunehmen und auszugleichen. Das bedeutet, wir merken, wann wir Hunger haben und wann wir satt sind. Als Baby liegt unsere Hunger- und Sättigungsskala immer im perfekten Bereich. Daher ist es enorm wichtig, dieses Gleichgewicht beim Füttern und Stillen so wenig wie möglich zu stören oder zu beeinflussen. Man sollte mit dem Füttern des Kindes also aufhören, wenn dieses die Nahrung aus Sättigungsgründen verweigert. Durch «Reinstopfen» wird auf Dauer Überessen provoziert. Wenn Kinder in ein Alter kommen, in dem sie anfangen, eigene Entscheidungen zu treffen, dann ändert sich das Essverhalten von ganz allein. Zu Hunger und Sättigung gesellen sich dann das Erleben von Appetit und die Lust am Essen. Das Kind kommt dann immer öfter mit dem Botenstoff Dopamin in Berührung, der positive Gefühle beim Essen vermittelt, und verbindet dadurch auch immer mehr positive Gefühle mit dem Essen.

Hier findet die Form der Prägung statt, die man als «hedonistischen Hunger» bezeichnet. Es geht dann um Essen aus Lust und nicht darum, den körperlichen Bedarf zu decken. Willkommen in den Anfängen des emotionalen Essens. Doch hedonistischer Hunger ist etwas, das wir erlernen, was bedeutet, wir können ihn verhindern oder kontrollieren, indem wir das Richtige lernen.

Das ist mitunter nicht so leicht, wie ich aus eigener Erfahrung weiß. Seit fast elf Jahren wohne ich in der schönen Hansestadt Hamburg und lebe mit meinem Mann in einem gesunden Haushalt, in dem wir täglich kochen und viele Dinge im Bereich Ernährung gemeinsam ausprobieren. Wir haben unseren eigenen Rhythmus entwickelt, was die Uhrzeiten sowie die Anzahl unserer Mahlzeiten angeht. Das Frühstück kann bei uns also auch gerne mal um 14 Uhr stattfinden, wenn wir vorher noch trainiert und Sport gemacht haben. Abends essen wir durchaus mal später und kommen so oft nur auf zwei Mahlzeiten pro Tag. Wir haben uns darauf eingestellt und kommen mit dem, was wir kochen und essen, in dieser Menge und diesen Intervallen sehr gut aus.

Wenn ich nun aber ein Wochenende bei meiner Familie im Rheinland verbringe, so merke ich in puncto Essen schnell, dass wir völlig unterschiedliche Abläufe haben. Meine Familie kocht zwar auch sehr gesund und frisch, darin liegt also nicht das Problem. Es geht hier mehr um die Anzahl der Mahlzeiten und damit auch um die Uhrzeiten, zu denen gegessen wird. Für jemanden, der nur zwei Mahlzeiten und gegebenenfalls einen Snack kennt, sind ein Frühstück unmittelbar nach dem Aufstehen (gegen 9 Uhr), Mittagessen gegen 13 Uhr, Kaffee und Snacks gegen 16 Uhr und Abendessen gegen 18 Uhr oftmals überfordernd.

Warum erzähle ich dir das? Weil ich dir deutlich machen will, dass das Essverhalten in meiner Familie für mich auch mal «normal» war. Ich kannte es nicht anders und stellte es nie infrage, weil ich in diesem Rhythmus aufgewachsen bin. Für mich war das der Standard, und wenn man klein ist, dann kennt man nichts anderes und hinterfragt den Status quo demnach auch nicht. Und genauso, wie man solches Verhalten in sein Leben aufnimmt, bevorzugt man auch die Lebensmittel, die in der Familie regelmäßig gegessen werden. Viele Dinge davon landen dann heute noch auf unserem Teller. Die Familie prägt einen im Essverhalten und auch bei der Auswahl der Lebensmittel. Ich hatte großes Glück, denn meiner Familie war ausgewogenes Essen immer wichtig. Doch was wäre gewesen, wenn ich mit Fertigpizza und Co. und einem Überangebot an Zucker aufgewachsen wäre?

Der Überfluss an Essen ist heute zu einem wesentlichen Teil der Prägung geworden. Essen wird von Kindern nicht mehr als etwas Besonderes angesehen, und der Überfluss an Zucker und Fett ist eher Normalität als Ausnahme.

Ich wohne in Hamburg in einem Dreieck aus einer Wohnsiedlung, einem Gymnasium und einem Supermarkt, vor dem immer ein Food Truck parkt. Wenn ich im Supermarkt einkaufe und sich mein Einkauf gerade mit der großen Pause in der Schule deckt, dann bekomme ich die heutige Ernährung der Jugend auf dem Silbertablett präsentiert. Pommes und Hähnchen am Food Truck. Cola und Chips und Tütenessen auf dem Kassenband. Keiner findet die Stulle von Mutti noch gut, Junkfood ist das neue Mittagessen. Mittlerweile ist übrigens jedes fünfte Kind in Deutschland übergewichtig.

Durch die ständige Verfügbarkeit wird Junkfood das «new normal». Es wird zur Normalität. Genau wie der Essensrhythmus zu Hause bei meinen Eltern für mich normal war. Unser Körper hat keinen Mechanismus, der uns in die Lage versetzt, mit diesem Überfluss angemessen umzugehen. Wir sind für diesen Überfluss einfach nicht gemacht, und das hat Folgen, und zwar bereits im Kindesalter. Eine davon ist eine gesteigerte Fetteinlagerung.

Kannst du schon erkennen, wie deine Prägung aussieht? Gibt es bestimmte Muster, Abläufe oder auch Lebensmittel, die du aus deiner Kindheit übernommen hast? Schreibe dir all das auf und mach dir dazu Notizen. Diese wirst du später noch brauchen. Schreibe alles auf, was dir einfällt. Jedes Detail kann wichtig sein. Dazu hier ein paar Beispiele:

- Der Teller musste immer leer gegessen werden.
- Essen wurde nie weggeworfen.
- Sonntags war das große Frühstück mit der Familie Pflichtprogramm.
- Süßes gab es zur Belohnung.

Wir können dem dir schon bekannten Stresssystem als weitere Komponente also noch deine Prägung hinzufügen:

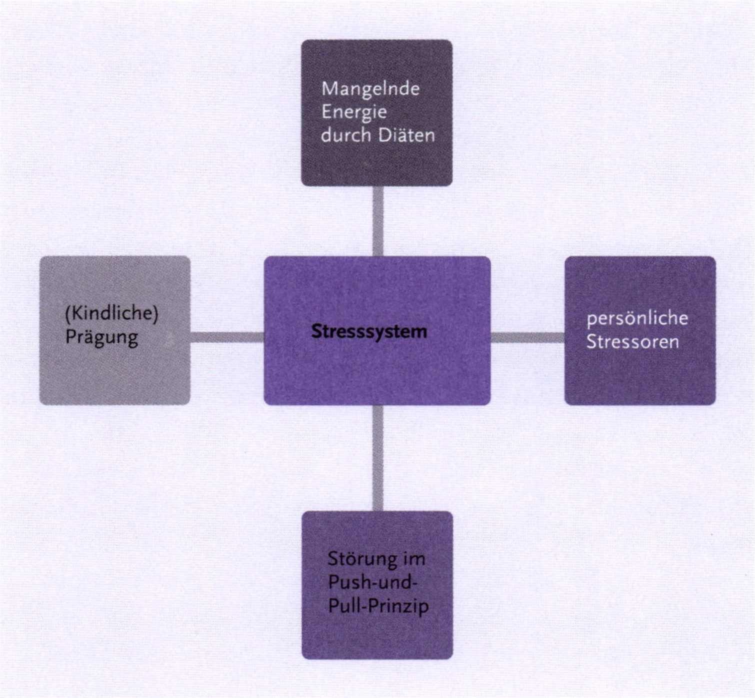

Aktualisiertes Stresssystem

Jetzt fragst du dich sicher: Was kann ich denn tun, um meine Prägung auszutricksen und nicht weiter die gleichen Muster zu bedienen? Dazu gebe ich dir im letzten Kapitel dieses Buches genaue Methoden an die Hand. Ich möchte aber hier schon einmal darauf eingehen, wie wir trotz Prägung abnehmen können.

Wie ich schon gesagt habe, ist es wichtig, das eigene Essverhalten und dabei auch die Hintergründe unserer Prägung zu verstehen. Du solltest dich also auf die Spuren deiner individuell geprägten Ernährungsmuster machen. Denn wenn du verstanden hast, worin deine persönlichen ungesunden Muster bestehen, woher sie kommen und warum und wann genau du welches Produkt isst oder zu welchem Esstyp du gehörst, dann kannst du deine Stellschrauben identifizieren und die Emotional-Eating-Methode darauf individuell anwenden. Im ersten Schritt solltest du versuchen, deine Bedürfnisse in primäre und sekundäre einzuteilen. Das bedeutet in Bezug aufs Essen: Während das primäre Bedürfnis im Stillen von echtem Hunger besteht, entspricht das sekundäre Bedürfnis emotionalem Hunger. Du kannst dafür alle Methodenbausteine nutzen, die du bisher im Buch kennengelernt hast. Vor allem solltest du deine Diät-Vorhaben aufgeben. Diese brauchst du ab sofort nicht mehr, denn sonst kannst du deine primären Bedürfnisse nicht wahrnehmen. Zudem widersprechen Diäten jeglicher Prägung, und es kommt sonst wieder zum Kampf zwischen dem, was du willst, und dem, was dein Körper will.

Mit dem in der Abbildung aufgeführten Fragenkatalog kannst du deiner Prägung auf die Spur kommen:

Fragenkatalog für deine (kindliche) Prägung	
1	Wie haben sich deine Eltern vor deiner Geburt ernährt? Waren deine Eltern übergewichtig?
2	Was sind die Lieblingsgerichte deiner Eltern gewesen? Wurden diese für dich auch als Kind gekocht?
3	Wie sahen dein typisches Frühstück, Mittagessen und Abendessen aus?
4	Hast du als kleines Kind Obst oder Gemüse gemocht, oder hast du es eher abgelehnt?
5	Wurdest du ab und zu mit Süßigkeiten getröstet oder belohnt?
6	War der Alltag stressig, sodass Mahlzeiten ausgefallen sind? Oder liefen die Mahlzeiten eher entspannt ab?
7	Gab es Diskussionen über Probleme und Sorgen beim Essen?
8	Welche Funktion hat Essen heute für dich?

Fragenkatalog zur kindlichen Prägung

Sammele dabei alle Ideen und Gedanken, die dir zu deinem jetzigen und dem Essverhalten in deiner Kindheit in den Sinn kommen. Frage deine Eltern oder Geschwister, befrage Freunde und erkunde dann, wie sich dein Essverhalten bis heute etabliert hat. So kannst du deine individuellen Muster erkennen. Nutze dazu auch die Ergebnisse aus deinem *Emotional-Eating-Tagebuch*, wenn du dieses besitzt. Du solltest intensiv nach instabilen Formen deiner Prägung suchen und prüfen, inwieweit diese Muster heute noch präsent sind. Vielleicht hast du das Gefühl, dass es ganz schön viele Faktoren sind, denen du auf dem Weg zu einem besseren Essverhalten entgegentreten musst. Aber ich kann dich beruhigen, es gibt nur zwei Felder, auf die du dich in erster Linie konzentrieren musst: achtsames und gesundes Essen und die Reduzierung von persönlichen Stressoren.

Dabei ist es wichtig, immer im Hinterkopf zu haben: Alles, was du tust, sollte die Mechanismen von Hunger und Sättigung, von Appetit und Prägung berücksichtigen. Ich werde dir in den kommenden Kapiteln zeigen, wie das geht.

Die Macht der Gewohnheiten

Das Thema Prägung ist eng verbunden mit unseren Gewohnheiten. Gewohnheiten sind automatische Programme, die immer nach demselben Muster ablaufen. Sie machen unser Leben in vielen Punkten überhaupt erst möglich, indem sie uns dabei helfen, unsere Konzentration auf die Dinge zu lenken, die wirklich unsere Aufmerksamkeit erfordern. Denken wir noch mal daran, dass unser Gehirn knapp 500 bis 600 Kalorien pro Tag braucht. Hätten wir unsere Gewohnheiten nicht, so würde es noch mehr Energie brauchen, weil wir jedem Gedanken die gleiche Menge Aufmerksamkeit schenken müssten – viel zu anstrengend und vielleicht auch energetisch gar nicht leistbar. Warum sollte der Gedanke «Ziehe ich zuerst die linke oder rechte Socke an» genauso wichtig sein, wie sich vor Gefahren im Straßenverkehr zu schützen? Unsere Gewohnheiten schaffen Platz für die Dinge, die wirklich wichtig oder überlebenswichtig sind.

Gewohnheiten oder auch Routinen steuern damit nicht nur unser Verhalten, sondern auch unser Denken und Fühlen – und wie wir mit anderen und uns selbst umgehen. Laufend kommen neue Gewohnheiten hinzu. Sie sind demnach nicht angeboren, sondern entwickeln sich ganz individuell im Laufe des Lebens. Tun wir Dinge öfter, speichert unser Gehirn die Abläufe und spult sie einfach wieder ab. Jede Gewohnheit läuft damit in einer Art Schleife ab. Zuerst scannt das Gehirn die Umgebung auf einen auslösenden Reiz: Das kann eine typische Alltagssituation oder eine Emotion sein, wie zum Beispiel Stress. Anschließend wird die Handlung abgespult, die für die Gewohnheit typisch ist: zum Beispiel der Griff in die Süßigkeitenschublade.[37] Bei Erfolg springt das Belohnungssystem des Gehirns an, und das Gehirn schüttet Dopamin aus. Das bestärkt uns darin, unsere Gewohnheiten aufrechtzuerhalten, und wir brauchen beim nächsten Mal noch weniger Konzentration dafür.

Leider schafft es unser Gehirn aber nicht, die für uns guten von den für uns schlechten Gewohnheiten zu trennen. Das Gehirn weiß also nicht, dass wir emotionales Essen als Gewohnheit gar nicht haben wollen und auch nicht brauchen. Ist der Vorgang für das emotionale Essen einmal gespeichert, werden dabei immer Glückshormone ausgeschüttet, ob wir wollen oder nicht. Kannst du dich noch an das «Essen auf Autopilot» erinnern? Das sind die gespeicherten Gewohnheiten und unsere versteckte Sucht nach Dopamin und Glücksgefühlen. Denn seien wir doch mal ehrlich, so ein Schokoriegel ist schon echt lecker und macht uns im Moment des Essens schon sehr, sehr happy. Wir würden das auch nicht essen, wenn es nicht funktionieren würde. Stattdessen würden wir vielleicht ein Stück Möhre essen, wenn wir wüssten, dass es den gleichen Effekt hat. Hat es aber aktuell leider noch nicht. Die Möhre verliert also momentan gegen das Stück Schokolade. Das ist Fakt. Doch du wirst lernen, diesen Mechanismus umzudrehen, sodass du auch bei anderen, gesunden Lebensmitteln ein positives Gefühl erreichen kannst. Noch wird bei dir Dopamin aber nur ausgeschüttet, wenn die Energie, die du zu dir nimmst, aus Zucker oder Junkfood kommt und es dir entsprechend deinen Erwartungen schmeckt. Dumm nur, dass wir mit diesem Verhalten eine kurzfristige Belohnung einem langfristigen Ergebnis immer wieder vorziehen. Im Bereich der Ernährung sind unsere Gewohnheiten besonders entscheidend, da sie meist besonders tief sitzen.

Betrachten wir doch mal deine aktuelle körperliche Situation als ein Ergebnis deiner Gewohnheiten. Die Ergebnisse dieser Gewohnheiten stellen sich erst allmählich ein. Das ist auch der Grund, warum wir unsere Gewohnheiten, gerade wenn es schlechte sind, nicht immer gleich ernst nehmen und ihnen damit die Chance geben, sich zu etablieren. Erst durch die Wiederholung entsteht das Problem, zum Beispiel ein ungünstiges Essverhalten. Auch die Kilos auf den Hüften zeigen sich nicht über Nacht, sondern sammeln sich langsam an.

Daher müssen wir deine ungünstigen Gewohnheiten herausfiltern und diese ändern. Denn auch schon leichte Änderungen deiner Gewohnheiten können über die Zeit dein Leben und deinen Alltag in eine ganz neue Richtung lenken. Erfolg oder auch Misserfolg sind hierbei das Ergebnis täglicher Arbeit und nicht von einmaligen Veränderungen. Daher ist auch das «Umprogrammieren» des emotionalen Essens ein Prozess, der länger dauert als eine Crash-Diät und an dem du langfristig arbeiten musst.

Das ist auch der Grund, warum 95 Prozent aller Diäten scheitern. Stößt du bei deiner Ernährung auf deine Gewohnheiten, bewusst oder unbewusst, kannst du nicht mit einer sofortigen Verbesserung rechnen. Du stellst kein deutliches Ergebnis fest, nur weil du einmal den Schokoriegel nicht gegessen hast.

Bloß zu wissen, dass du Gewohnheiten beim Essen hast, die dir Übergewicht bescheren, und einfach nur das Ziel zu haben, abzunehmen, bringt dir also erst mal wenig. Du brauchst einen Plan, der diesen Prozess möglich macht und dich ins Handeln bringt. Ziele sind super, um die Richtung deines Handelns festzulegen, aber Fortschritte bekommst du nur mit dem richtigen System oder der passenden Methode.[38] Um ins Handeln zu kommen, bitte ich dich nun im ersten Schritt, dich mit dem ABC-Modell vertraut zu machen. Das Grundmodell wurde von dem amerikanischen Psychologen Albert Ellis entwickelt, aber von mir an das emotionale Essen noch mal angepasst. Das ABC-Modell soll dir helfen, deine Gewohnheiten zu analysieren und sie beschreiben zu lernen.[39]

Wie gehst du vor? Kommt es zu einem Essanfall, wirst du ab sofort genau hinschauen, was bei dir passiert. Direkt nach dem Essanfall beantwortest du die in der folgenden Grafik aufgeführten Fragen, und zwar zunächst jene aus dem Bereich A. A steht dabei für Auslöser. Hier fragst du dich, was dem Essanfall vorausging, wie du dich dabei gefühlt hast und wo der Essanfall stattgefunden hat. Dann schaust du dir dein Verhalten an (B) – wie lange hat der Essanfall beispielsweise gedauert, und was hast du in welcher Reihenfolge gegessen – und prüfst im letzten Schritt, welche Konsequenzen sich daraus ergeben haben, was du also nach dem Essanfall gemacht und gefühlt hast (C).

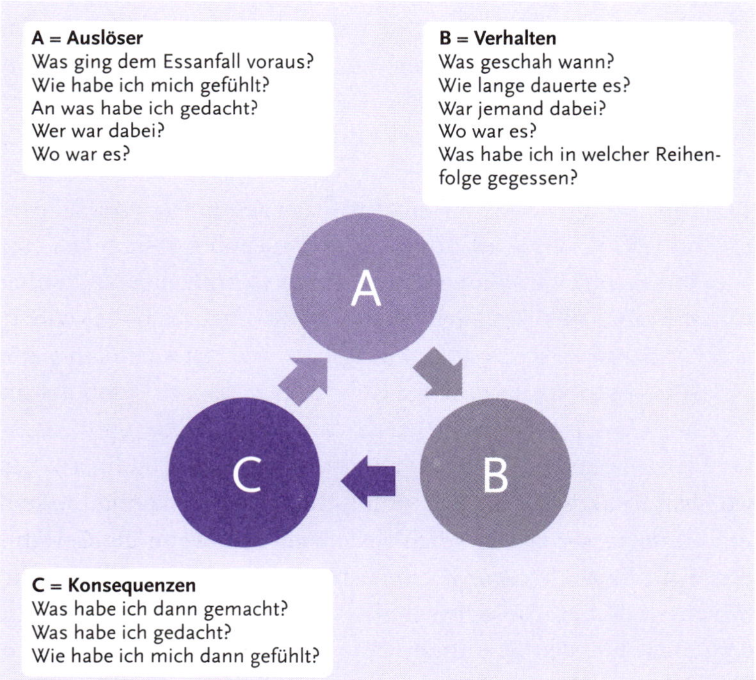

Das ABC-Modell der Gewohnheitsanalyse beim emotionalen Essen

Ziel ist es, plausible Zusammenhänge zwischen Essanfällen und deinen Stressoren, Gewohnheiten und Verhaltensweisen zu erkennen. Dies ist eine gute Grundlage für alles, was noch kommt. Du kannst natürlich mit anderen, im Buch gezeigten Methoden weitermachen, aber lass bei einem Essanfall die Ergebnisse aus dem ABC-Modell mit einfließen. Nutze das ABC-Modell auch gerne, wenn du dich noch gut an deinen letzten Essanfall erinnern kannst. Vielleicht helfen dir die Fragen auch rückblickend weiter. Warte also nicht bis zum nächsten Aussetzer, sondern schau mal in den Rückspiegel.

Die im ABC-Modell aufgeführten Fragen sollen dir dabei helfen, herauszufinden, ob deine Gewohnheit aus einem Problem entstanden ist, das heute noch existiert, oder ob ein Problem zugrunde liegt, das schon längst erledigt ist. Dazu gebe ich dir mal ein Beispiel. Wenn du als Kind immer dazu aufgefordert wurdest, deinen Teller leer zu essen, damit es am kommenden Tag kein schlechtes Wetter gibt, kann sich das Thema «immer alles aufzuessen» bis heute in deinen Gewohnheiten etabliert haben. Heute ist dir aber klar, dass dein leerer Teller nichts mit dem Wetter zu tun hat. Deine Gewohnheit ist also nicht mehr relevant und hat sich damit erledigt. Du brauchst sie nicht mehr in deinem Leben. Wenn du auf diese Weise deine Gewohnheiten durchgehst, kannst du dir darüber klar werden, wo sie noch eine aktuelle Bedeutung haben und wo nicht. Je aktueller die Bedeutung, desto frischer könnte sie sein und desto besser lässt sie sich abstellen. Auch wenn die Gewohnheit noch aktuell ist, aber schon länger besteht, ist der Wirkungshebel, wenn du diese abstellst, enorm und damit gut für dein Selbstvertrauen. Wir werden diesen Punkt aufnehmen, wenn wir später deine «innere Landkarte» erstellen. Vergib aber gerne bei deinen Gewohnheiten schon mal kleine Rankings:

Die Prioritätsskala der Gewohnheiten

1. Gewohnheit ist frisch oder immer noch in meinem Leben aktuell.
2. Gewohnheit stammt aus einem Problem, das nicht mehr aktuell ist, mich aber emotional hin und wieder noch beschäftigt.
3. Ist ein alter Hut. Problem überwunden, Gewohnheit macht keinen Sinn mehr.

Das hilft dir später, zu überlegen, welche Gewohnheit du als Erstes in Angriff nehmen willst. Hierbei wird es auch darauf ankommen, dass du den Weg, den du nun anfängst, zu Ende gehst. Wenn du dir immer wieder neue Optionen oder Alternativen raussuchst, die besser sein könnten, kommst du nicht ans Ziel. Lass dich auf die Methode ein, und verliere dich nicht darin, den Prozess immer weiter zu optimieren, sondern beginne, dich mit den Dingen zu befassen, die du schon lange ignoriert hast. Es kann bis zu zwei Monate dauern, bis sich Gewohnheiten geändert haben. Auch die Erfahrung mit meinen Patientinnen hat mir gezeigt, dass dies von Person zu Person verschieden ist und nicht zuletzt davon abhängt, welche Prioritätsstufe du der Gewohnheit beimisst. Auch deine Motivation ist entscheidend. In der ersten Zeit wird es viel Aufmerksamkeit und vielleicht auch Energie kosten, eine ungünstige Gewohnheit aus deinem Leben zu verbannen, aber es hilft, wenn du dich immer daran erinnerst, dass du gerade handelst und somit dein Essverhalten jeden Tag weiter verbessern wirst.

Eines solltest du dir in jedem Fall fest vornehmen: Ab sofort werden deine Gewohnheiten nicht mehr deine Zukunft bestimmen, sondern du wirst über deine Gewohnheiten bestimmen!

Was Gewohnheiten mit der eigenen Identität zu tun haben

Wenn Gewohnheiten dein Handeln so sehr prägen können, sind sie dann auch Teil deiner Identität und Persönlichkeit? Wie du sicherlich schon bei dir selbst erkannt hast, sind einige deiner Gewohnheiten so tief in dir verwurzelt, dass du manchmal das Gefühl hast, diese gar nicht mehr loszuwerden. Das können auch Gewohnheiten sein, die nichts mit Essen zu tun haben.

Es kann zum Beispiel die Gewohnheit sein, regelmäßig Sport zu treiben. Das klingt im ersten Moment vielleicht komisch, gerade wenn wir hier immer wieder den Punkt Übergewicht thematisieren. Aber ich erkläre dir gerne, was ich meine. Zu meinen Hochzeiten wog ich über 100 Kilogramm. Sport war damals nicht mehr so ein Thema für mich wie in meiner Jugend, obwohl ich immer aktiv und sportlich war. Doch genauso, wie Sport in meiner Jugend zum Alltag gehörte, hatte ich mir in dieser Zeit eben angewöhnt, einfach nichts zu tun. Beide Versionen von mir, die sportliche Kathrin und die unsportliche Kathrin, waren zu den einzelnen Phasen selbstverständlich. Keinen Sport zu machen war also in dieser Phase für mich zur Normalität geworden. Eine klassische Gewohnheit, es sich bequem zu machen und diesen Zustand zu halten. Als ich mir vornahm, einen letzten Versuch beim Abnehmen zu machen, arbeitete ich mir zu Beginn meine eigene Emotional-Eating-Methode aus. Ich wusste, ich musste mal etwas ganz anderes machen als bloß eine neue Diät. Über fast zwei Jahre arbeitete ich vor allem innerlich an mir. Ich würde lügen, würde ich behaupten, ich hätte diesen Weg immer geradlinig bestritten und nicht doch mal das eine oder andere Kilo zugenommen, aber ich blieb dran. Ich trug zwar auch hier Kämpfe mit mir selbst aus, aber diesmal mit einem positiven Ende. Ich musste Sport wieder neu als Gewohnheit in meinem Alltag etablieren. Und das funktionierte am besten, indem ich mir ein besonders herausforderndes Ziel setzte. Ich meldete mich zu einem olympischen Triathlon an.

Das waren 1500 Meter Schwimmen, 40 Kilometer Radfahren und 10 Kilometer Laufen. Dabei wollte ich in unter drei Stunden ins Ziel kommen – und das mit einem viel zu hohen Gewicht. Eine sehr, sehr dumme Idee. Meinte auch mein Umfeld. Aber ich wollte es mir beweisen. Das Ziel war also klar, nun brauchte ich ein System dazu. Ich baute mir einen Trainingsplan und arbeitete weiter an meiner mentalen Baustelle. Sport wurde wieder Teil meines Lebens, und heute kann ich es mir ohne Bewegung nicht vorstellen. Ich vermisse Sport, wenn ich mal krank bin, und werde wehleidig, wenn ich mich nicht ausreichend bewegen kann. Ich brauche Sport heute zum Ausgleich mehr als Essen. Die Gewohnheit, Sport zu machen, ist nun so tief in mir verankert, dass ich sie nicht mehr loswerde. Und was den Triathlon anging: Ich schaffte es in unter drei Stunden, und heute habe ich nur noch knappe 63 Kilogramm Körpergewicht.

Mein Beispiel soll dir zeigen, dass wir oft bestehende Gewohnheiten haben, die keinen Benefit bringen, wir aber zu der Person mit diesen Gewohnheiten geworden sind. Irgendwie. Du bist das, was deine Gewohnheiten aus dir gemacht haben. So, wie heute Sport zu meiner Persönlichkeit gehört und einen Teil meiner Identität ausmacht, war es damals andersrum. Die Frage nach der Identität lässt sich also folgendermaßen beantworten: Gewohnheiten werden zu deiner Identität, wenn du sie dauerhaft akzeptierst, du also davon überzeugt bist, dass alles seine Richtigkeit hat, wie es gerade ist. Dadurch erscheint es dir selbstverständlich, und du erkennst nicht, dass deine eigene Identität neue Handlungsalternativen untergräbt.

Die Emotional-Eating-Methode soll dir nun helfen, Teile deiner aktuellen Identität genau zu betrachten. Sie soll dir helfen, die Antwort auf die Frage zu finden: Bin ich so, wie ich wirklich sein will? Ist das, was ich im Spiegel sehe, das, was mich ausmacht? Wenn die Antwort Nein lautet, schlummert auch die Motivation in dir, etwas daran zu ändern. Gewohnheiten haben diese Motivation bisher zurückgedrängt, aber es wird Zeit, sie wieder hervorzuholen.

Je stolzer du am Ende auf deine Identität bist, desto größer ist die Motivation, die damit verbundenen neuen Gewohnheiten beizubehalten. Sobald Stolz ins Spiel kommt, setzt du alles daran, diesen Status zu erhalten. Eine echte Veränderung ist eine Veränderung der Identität. Um sich selbst zu optimieren, muss man ständig an seinen Überzeugungen arbeiten und so seine Identität positiv gestalten. Veränderung bedeutet aber auch, keine radikalen Schritte zu unternehmen. Kleine Änderungen können schon eine entscheidende Wirkung haben.

Die Emotional Eating Study

Wie du mittlerweile sicher gesehen hast, gehört zum Verständnis des emotionalen Essens weit mehr als die reine Betrachtung der Ernährung. Da emotionales Essen jedoch keine anerkannte Essstörung ist, obwohl sie sich wie eine manifestieren kann, fehlt es leider an konkreten wissenschaftlichen Inhalten dazu. Nachdem ich keine passende Studie zum Thema finden konnte, beschloss ich, mit der «Emotional Eating Study» selbst eine Onlinestudie aufzusetzen. Diese Studie hatte zum Ziel, neue Therapiemethoden entwickeln zu können, die auf den realen Problemen der Studienteilnehmerinnen beruhten. So war es schließlich möglich, einen Zusammenhang zwischen dem Essverhalten emotionaler Esserinnen und ihren psychologischen Charakterprofilen zu ermitteln.

Die wichtigsten Ergebnisse möchte ich dir im Folgenden kurz vorstellen. Insgesamt haben 471 Frauen an der Studie teilgenommen. Im Durchschnitt wogen diese Frauen knapp 89,5 Kilogramm bei einer Größe von 1,63 Metern, was einem BMI von etwa 33,1 entspricht. Alle emotionalen Esserinnen dieser Studie waren also tendenziell übergewichtig. Das Durchschnittsalter betrug 40 Jahre.

Zuerst suchte ich nach Antworten, ob sich einzelne Stressoren bei emotionalen Esserinnen immer wiederholten. Das war wichtig, um eine Methode entwickeln zu können, die auf jeden individuell eingeht, dabei aber gleichzeitig für alle Betroffenen wirksam sein kann. Durch die Analyse der Antworten konnte ich fünf verschiedene Stressoren ermitteln:

Ergebnisse zur Analyse der persönlichen Stressoren

Emotionale Esserinnen zeigen in fünf wesentlichen Punkten die gleichen Stressoren.

Ergebnis 1: Es zeigte sich, dass bestimmte Einflüsse (wie ungünstige Ernährungsgewohnheiten in der Familie und der Umgebung) bereits in der Kindheit zu Essproblemen führen können.

Ergebnis 2: Bestimmte Erlebnisse und Situationen (ein geringes Selbstwertgefühl, traumatische Erlebnisse, anhaltender Stress, Probleme in der Familie oder dem sozialen Umfeld) machen anfälliger für bestimmte psychische Probleme, die sich dann in emotionalem Essen äußern können.

Ergebnis 3: Zu den Bedingungen, die häufig mit emotionalem Essen gemeinsam auftreten oder dieses verstärken, gehören die negative Betrachtung des eigenen Körpers sowie Sorgen über die eigene Figur und das Gewicht. Dies führt zu innerlichem Stress und somit zu weiteren Essanfällen, erneutem Überessen oder auch Heißhungerattacken.

Ergebnis 4: Es zeigte sich ein Zusammenhang zwischen den Essanfällen und einer Gegenkompensation, zum Beispiel einem hohen Sportpensum, einem Nahrungsmittelverbot am Folgetag oder Hungern. Daraus resultierten dann wieder Essanfälle oder Überessen, weil die Anziehungskraft des Essens durch das Verbot nur noch größer wurde.

Ergebnis 5: Wenn sich die Ursachen für das Essverhalten benennen ließen, also klar war, weshalb die Essanfälle ursprünglich aufgetaucht sind, waren die Ursachen zum aktuellen Zeitpunkt gar nicht mehr gegeben, das Essproblem bestand aber weiterhin.

Die Ergebnisse machen deutlich, dass es beim emotionalen Essen immer um ein Zusammenspiel von Auslösern, wie unserem eigenen Esstyp, unserer Prägung, unseren Gewohnheiten und der daraus erwachsenden Identität, geht. Diese Stressoren sind für dich mittlerweile wahrscheinlich nichts Neues mehr. Spannend wird es aber, wenn man die Faktoren deiner intrinsischen Motivation daraus ableitet.

Unter intrinsischer Motivation versteht man die innere, aus sich selbst entstehende Motivation eines jeden Menschen: Bestimmte Tätigkeiten gehen uns leicht von der Hand, weil sie uns Spaß machen, weil sie sinnvoll oder herausfordernd sind oder sie uns schlicht interessieren. Sie entsprechen unserer Persönlichkeit und somit auch unseren Fähigkeiten. Intrinsisch motivierte Tätigkeiten werden also um ihrer selbst willen durchgeführt und nicht, weil wir belohnt werden oder eine Bestrafung vermeiden wollen.[40] Sie sind mehr oder minder die persönliche Charakter-DNA.

Wird deine intrinsische Motivation durch dich selbst oder auch durch deine Umwelt von außen «bedient», so bist du zufrieden und glücklich. Du wirst in dem bestätigt, was du sagst, tust oder bist. Das fühlt sich immer gut an. Positive Gefühle werden von uns nicht hinterfragt. Oder fragst du dich manchmal: «Warum geht es mir heute so gut?» oder «Warum bin ich denn heute so zufrieden?». Meistens denkst du wohl eher dann über dich und deine Gefühle nach, wenn es dir nicht so gutgeht, oder? Dann fangen deine Gedanken an zu kreisen, und du grübelst über deine negativen Gefühle nach. In solchen Fällen sind auch deine inneren Motivationsfaktoren nicht «bedient» worden. Das bedeutet, du hast es mit kleinen, größeren, inneren oder äußeren Problemen oder Konflikten zu tun. Und das fühlt sich nie gut an.

Ich erzähle dir das, weil sich in meiner Studie bestimmte Motivationsfaktoren und damit Charakterprofile herauskristallisiert haben, die bei emotionalen Esserinnen fast immer gleich sind. Mal sehen, ob auch du dich im psychologischen Charakterprofil der emotionalen Esserin erkennen kannst.

Das psychologische Charakterprofil einer emotionalen Esserin

Wenn man versucht, die persönlichen Bedürfnisse einer emotionalen Esserin genauer zu analysieren, lassen sich – wie schon bei den Esstypen – bestimmte charakteristische Merkmale identifizieren. Genauer gesagt: Bestimmte Bedürfnisse sind bei fast allen Teilnehmerinnen der Studie ähnlich (können aber in ihrer Intensität unterschiedlich ausgeprägt sein).

Natürlich sind wir alle Individuen und somit auch alle verschieden. Für den einen sind deshalb bestimmte «Auslöser-Knöpfe» und damit Stressoren vielleicht einfacher zu händeln als für andere. Das bedeutet, wenn deine Motivationsfaktoren zum Tragen kommen, können diese schneller oder langsamer «angeknipst» werden, je nachdem, wie wichtig sie für dich sind.

Dazu werde ich dir gleich mehrere Beispiele aus meiner Studie nennen. Vorher möchte ich dir aber noch eines mit auf den Weg geben: Egal, wie deine intrinsische Motivation aufgebaut sein mag: Du bist gut so, wie du bist! Mit dir ist alles in Ordnung!

Warum sage ich das? Oft haben wir durch Probleme und Konflikte das Gefühl, dass mit uns irgendetwas nicht stimmt. Wir versuchen deshalb alles, um uns unserer Umwelt so anzupassen, dass wir ohne viel Stress existieren können. Doch genau dadurch treten wir unsere eigenen Bedürfnisse und damit unsere Persönlichkeit mit Füßen und schlüpfen in eine Rolle, die nicht unserem Naturell entspricht. Tun wir Dinge, die wir eigentlich nicht wollen, so macht uns das Stress, was zwangsläufig zu einer Stresskompensation führt, die sich zum Beispiel in einem veränderten Essverhalten äußern kann.

Intrinsische Motivation ist also nichts anderes als das Bedienen deiner inneren Bedürfnisse – der Bedürfnisse, die dich wirklich ausmachen. Stressoren gibt es deshalb, weil du vielleicht noch nicht weißt, welche Bedürfnisse du hast und wie du diese überhaupt benennen sollst. Denn wenn du diese Bedürfnisse nicht kennst und so auch nicht benennen kannst, wie sollst du dann nach ihnen leben oder diese deinem Umfeld kommunizieren? Und wie sollst du sagen, was du willst und was nicht, ohne Angst haben zu müssen, mit deiner Meinung oder deinen Bedürfnissen anzuecken?

Ich werde darauf noch genauer eingehen, wenn wir uns später mit dem Thema «Flow» beschäftigen. Dort zeige ich dir, wie du deine eigenen Bedürfnisse analysieren lassen kannst.

Kommen wir aber erst mal zurück zu den Bedürfnissen, die emotionalem Essen besonders häufig zugrunde liegen.

Die wahren Bedürfnisse einer emotionalen Esserin

Sieht man sich die Definition des Begriffes «Bedürfnis» an, so wird schnell klar, worum es geht: Unter Bedürfnis versteht man ein Verlangen, einen Wunsch oder verschiedene Ansprüche. In der Psychologie wird das Bedürfnis oft definiert als Zustand oder Erleben eines Mangels, verbunden mit dem Wunsch, diesen zu beheben.

Denken wir nun an das dringende Bedürfnis, in einer stressigen Situation etwas zu essen, dann haben wir auch hier den Zustand eines Mangels, indem nämlich unser Bedürfnis nach Stressabbau nicht erfüllt wird. Diesen Mangelzustand beheben wir, indem wir zum Essen greifen.

Nicht bediente Bedürfnisse sorgen für Stress, gerade dann, wenn sie sich mit unseren Stressoren decken. Dann wird Energie benötigt, und das Gehirn geht in das Push-und-Pull-Prinzip über. Stressoren sind damit also mehr oder minder das Gleiche wie nicht bediente Bedürfnisse oder eine nicht erfüllte intrinsische Motivation.

Doch von welchen Bedürfnissen sprechen wir denn nun genau? Diese möchte ich dir im Folgenden vorstellen und dir dazu jeweils ein paar Beispiele nennen, damit du diese besser einordnen und gegebenenfalls auch auf deine persönliche Situation beziehen kannst.

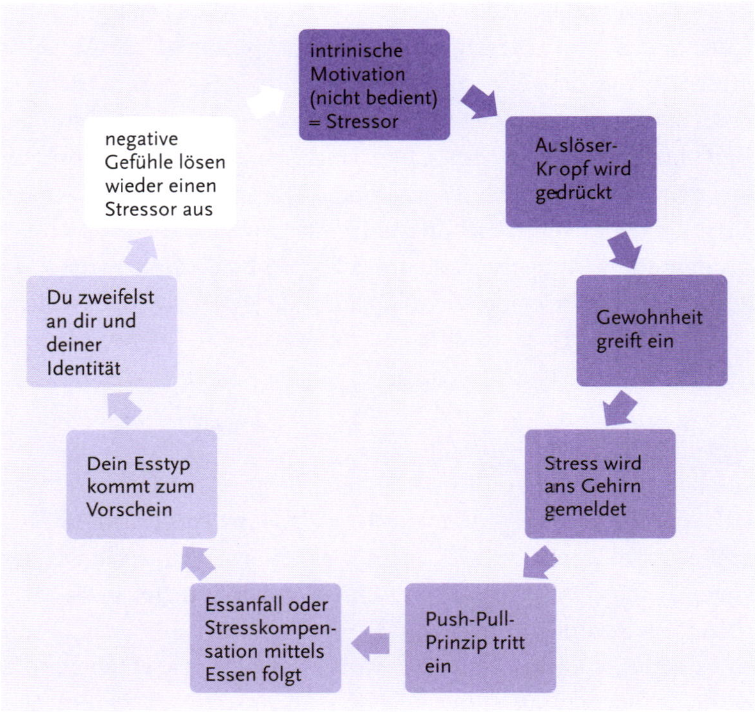

Kreislauf nicht bedienter Bedürfnisse

1 Das Bedürfnis nach Anerkennung

Beim Thema Anerkennung geht es um mehrere Aspekte. In meiner Praxis treffe ich immer wieder Frauen, die im Grunde bereits wissen, wo sie im Leben stehen, aber in vielen Situationen trotzdem die Anerkennung, die Bestätigung oder das Gesehen-Werden von außen brauchen, um sich in ihrer Entscheidung sicherer zu fühlen. Das eigene Bauchgefühl sagt ihnen, dass sie eine bestimmte Entscheidung treffen wollen, und doch suchen sie Bestätigung von anderen, um sich wirklich sicher zu sein und sich am Ende auch gut dabei fühlen zu können.

Dabei kann es auch um berufliche Anerkennung gehen. Frauen

dieses Bedürfnis-Typs brauchen ab und zu ein Lob und auch das Gefühl, mit ihren Leistungen «gesehen» zu werden. Sind sie in einem Job, in dem sie gute Leistungen bringen, haben aber das Gefühl, dass keiner dies sieht oder dass sich sogar andere mit dem Ergebnis ihrer Arbeit schmücken, dann ist das sehr frustrierend für sie.

Ihr Bedürfnis nach Anerkennung führt zudem dazu, dass sie versuchen, perfekt zu sein und sich immer weiter zu optimieren. Werden sie kritisiert, zum Beispiel für ihr Äußeres, für die Qualität ihrer Arbeit oder aufgrund ihrer Meinung, dann nehmen sie dies sehr persönlich, und es trifft sie oft hart. Daraus ergeben sich starke Selbstzweifel, und ihre Gedanken kreisen ständig um das Problem. Sie versuchen also immer, Fehler zu vermeiden.

Was Perfektion und das Streben nach Anerkennung an Energie kostet, haben wir schon gesehen. Diese Energie muss von den Frauen dann irgendwann mit schnellen Kalorien aufgefüllt werden. Gerade dann, wenn der Drang, perfekt zu sein, sehr präsent ist und damit viel Energie einfordert.

Ein positives Feedback oder auch Lob beflügelt die Frauen wiederum und bestärkt sie oft noch darin, weiter nach Perfektion zu streben.

Fazit: Emotionale Esserinnen sind oft Perfektionistinnen und suchen nach Bestätigung.

2 Das Bedürfnis nach Harmonie

In einer perfekten Welt, die sich die emotionale Esserin wünscht, gibt es keine Konflikte. Sie versucht daher, Konflikten und Auseinandersetzungen aus dem Weg zu gehen. Wenn es um ihr Verhalten und ihre Meinung geht, ist sie sehr anpassungsfähig. Um Konflikte zu vermeiden, passt sie sich der Entscheidung von Gruppen an oder stimmt Dingen und Meinungen zu, um sich zugehörig zu fühlen.

Das Bedürfnis nach Harmonie geht zudem manchmal mit einer gewissen Art der «Hochsensibilität» einher, wozu wir später noch im Detail kommen werden. Die emotionale Esserin mit einem großen Bedürfnis nach Harmonie erkennt schnell die Stimmung anderer und tut alles dafür, um die Stimmung harmonisch und positiv zu gestalten. Sie macht Witze, lockert die Stimmung auf oder versucht, mit einfühlsamen Gesprächen den anderen ein besseres Gefühl zu geben. Erst dann, wenn sich alle um sie herum gut fühlen, darf auch sie sich endlich fallen lassen. Harmonie ist für sie die Grundvoraussetzung, sich entspannen zu können.

Leider gibt es keine perfekte Welt, die nur aus Liebe und Harmonie besteht, und so gerät sie schon bei kleinen Konflikten unter Stress. Größere Streitsituationen, gerade mit Personen, die ihr nahestehen, sind für sie kaum auszuhalten. Sie zieht sich dann entweder zurück oder versucht, mit blindem Aktionismus und impulsiven Handlungen die Situation zu retten. Dieser Aktionismus kann auch in einen Essanfall münden, denn dann schaltet sie wieder in den Autopiloten und versucht, schnellstmöglich den inneren Druck abzubauen. Gerade dann, wenn sie ihr Bedürfnis nach Harmonie ausleben will. Sie setzt dafür alle Hebel in Bewegung und übergeht sich oft selbst. Denn auch wenn sie vielleicht in einem Streit «recht» hatte, gibt sie ihren Standpunkt zugunsten der Harmonie auf.

Fazit: Viele emotionale Esserinnen brauchen Harmonie und Liebe um sich herum, um sich selbst gut und wohlfühlen zu können.

3 Das Bedürfnis nach Hochgenuss

Die emotionale Esserin hat ein Verlangen nach Hochgenuss. Hochgenuss bedeutet für sie, zu essen, was ihr schmeckt. Gutes Essen gibt ihr ein gutes Gefühl, und sie sehnt sich danach, Essen mit allen Sinnen zu genießen. Dies überschneidet sich mit dem Esstyp der «Planerin», denn Genuss bedeutet gleichzeitig, dass das Essen «gut» sein muss. Sie belohnt sich gerne mit Essen und nutzt es auch bei positiven Gefühlen.

Ihre Gedanken kreisen einen großen Teil des Tages um das Thema Essen. Sie plant die Zusammenkunft mit Freunden auch gerne rund ums Essen, liebt Restaurantbesuche oder kocht gemeinsam mit

Freunden oder Familie. Da der Genießerin Qualität beim Essen sehr wichtig ist, kauft sie auch hochwertige Lebensmittel ein.

Leider braucht sie den Genuss so sehr, dass sie häufig und dabei oft zu viel isst. Denn ihr Ziel ist es, den Genuss so lange wie möglich aufrechtzuerhalten oder so oft wie möglich zu wiederholen. Somit nimmt sie immer mehr zu. Das Bedürfnis nach Genuss kann auch Ausdruck einer versteckten Esssucht sein.

Fazit: Emotionale Esserinnen brauchen oftmals den Hochgenuss vieler Lebensmittel, um sich gut zu fühlen.

4 Das Bedürfnis nach Planung und Kontrolle

Emotionale Esserinnen lieben das Planen sowie Ordnung und Strukturen, weswegen sie große Fans von To-do-Listen und Checklisten sind. Auch beim Abnehmen oder Essen mögen sie gerne Ernährungspläne, die sie abarbeiten können. Je klarer die Anweisung – zum Beispiel für eine Diät – ist, desto besser.

Die Struktur gibt ihnen Sicherheit und das Vertrauen, Dinge richtig zu machen. Leider verwalten sie sich oftmals viel zu sehr selbst und kommen vom Planen nicht ins Tun. Sie planen und bereiten sich akribisch vor, kaufen also zum Beispiel alles für eine neue Diät ein, planen das Vorkochen für die Woche, setzen es aber dann nicht unbedingt lange genug um.

Kontrolle steht für sie im Mittelpunkt. Dies versuchen sie in allen Lebenslagen umzusetzen. Die einzige Baustelle bleibt ihr Essverhalten, denn darüber verlieren sie leider regelmäßig die Kontrolle, was ihnen schwer zu schaffen macht. Die Reaktion darauf besteht dann oft in noch mehr Kontrolle und Stringenz.

Die klassische emotionale Esserin hat zwar ein Ziel, aber das System, das sie ans Ziel bringen soll, ist zu aufwendig geworden. Oftmals versucht sie sich auch so stringent an Pläne zu halten, dass sie sich selbst mit dieser Struktur erdrückt oder überfordert. Zu viel Struktur kann einengend sein, was sie dann zum Aufgeben zwingt. Damit stellt sich ein Gefühl des Versagens ein. Die To-do-Listen sind zu lang, die Umsetzung hat zu viele Details, oder sie passt nicht in den Alltag. Ihre Ansprüche sind zu hoch, und sie scheitert so auch daran.

Fazit: Emotionale Esserinnen sind gefangen in ihren Routinen und Gewohnheiten und kommen trotz intensiver Planung nicht immer gut ins Umsetzen.

5 Das Bedürfnis nach Risikolosigkeit

Die emotionale Esserin braucht ganz einfach ein angst- und stressfreies Leben. Sie geht gerne Stress aus dem Weg und versucht damit, ungewisse Situationen zu vermeiden. Dabei ist sie der Esserin mit großem Harmoniebedürfnis nicht ganz unähnlich. Kein Risiko einzugehen bedeutet für sie, bei ihrem Vorgehen zu bleiben, weil sie die neuen Dinge und Pläne eher abschrecken. Daher steckt sie auch oft in ihren Gewohnheiten fest. Veränderungen machen ihr eher Angst, und so ist es für sie schwer, sich mit tiefen Emotionen oder auch Problemen zu befassen. Sie unterdrückt bewusst innere Probleme, weil sie weiß, dass dies anstrengend wird. Für sie ist es schwer, Veränderungen zuzulassen und sich auf neue Wege zu begeben. Durch ihr hohes Sicherheitsbedürfnis braucht sie also eine Extraportion Mut, um sich mit den Problemen hinter dem Essverhalten zu befassen.

Fazit: Emotionale Esserinnen brauchen viel Sicherheit im Leben, was aber durch die Vermeidung von Veränderungen zu Stressoren beim Essen führen kann.

Mit den Ergebnissen der Emotional Eating Study lassen sich deine Stressoren nun also grundlegenden Bedürfnissen zuordnen. Die Analyse deiner Bedürfnisse kann dir dabei helfen, im Alltag richtig mit diesen umzugehen, sie nach außen zu vertreten und zu kommunizieren. Eine solche Analyse kannst du mit verschiedenen Methoden durchführen. Aktuelle gängige und bekannte Analysetools sind dabei z. B. der Gallup-Test oder das LUXX-Profil.[41] Damit schaffst du dir weniger Stressoren im Leben und kannst emotionales Essen besser abstellen.

Die Methoden-Checkliste – Der Körper im Fokus

Um es dir so einfach wie möglich zu machen, die Inhalte aus diesem Buch für dich individuell zu nutzen, gebe ich dir im Folgenden eine Checkliste an die Hand, in der nochmals alle in diesem Kapitel erwähnten Methodenbausteine aufgeführt sind. Die Methoden-Checkliste bildet eine gute Grundlage, um dich dann im kommenden Kapitel intensiver mit deiner Psyche zu befassen.

Lass dich nicht stressen, wenn dir zu der einen oder anderen Frage nicht gleich etwas einfällt oder du diese nicht beantworten kannst. Wichtig ist, dass du ins Tun kommst und sich das Gesamtbild dann nach und nach zusammensetzt. Ziel sollte es sein, dass du am Ende dieses Buches alle Bausteine zu deiner persönlichen Emotional-Eating-Methode zusammengefügt hast und mit dieser dein emotionales Essen ablegen oder verbessern kannst.

Die angegebene Prozessabfolge hilft dir dabei, aus den einzelnen Bausteinen der Emotional-Eating-Methode eine persönliche Methode zu machen. Wenn du diese Schritte für dich anwendest, gehst du automatisch achtsam mit dir um und kommst schon in die Phase des Handelns! Sicherlich sind die «Basis-Arbeit» und Dokumentation erst mal ein wenig aufwendig, aber wenn du dir über die einzelnen Schritte klar bist, kannst du die Methode irgendwann automatisch abrufen.

Wir verlassen nun fürs Erste die körperliche Ebene des emotionalen Essens und blicken noch stärker auf die Psyche. Wie du an den Themen Prägung und Gewohnheiten gesehen hast, lassen sich Körper und Psyche nie wirklich trennen, aber ich will versuchen, dir im kommenden Kapitel das Thema der Emotionen noch näher zu bringen. Dazu möchte ich mit dir auf deine Glaubenssätze schauen und dir zeigen, wie die Psychologie deiner Emotionen aussieht und wie sie dich beim emotionalen Essen unterstützen, aber auch behindern kann. Außerdem gehe ich auf das Flow-Modell ein und zeige dir, was es mit dem emotionalen Konto

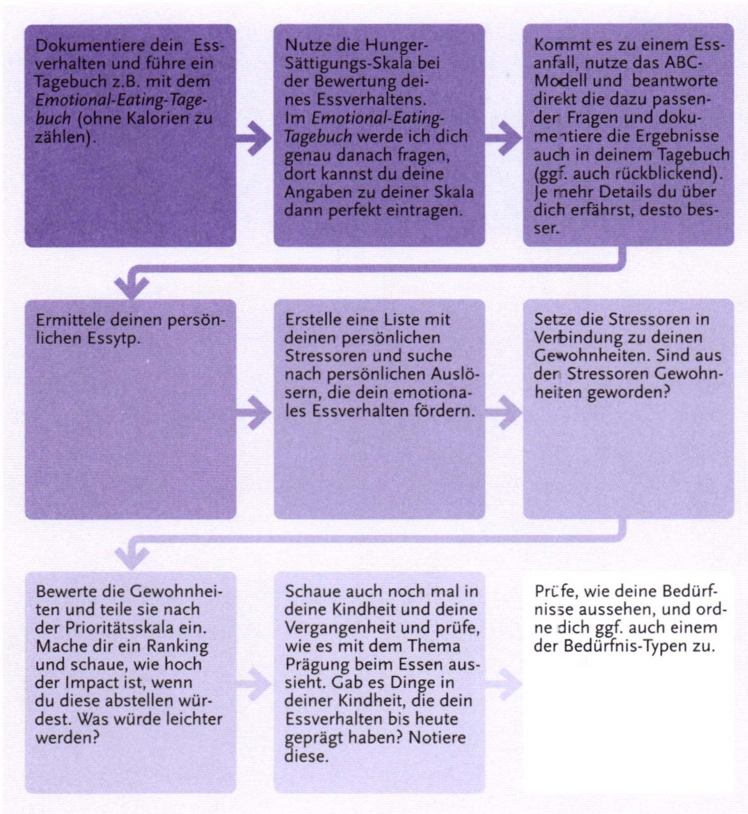

Prozesscheckliste – Der Körper im Fokus

auf sich hat. Du wirst so zwei neue Methodenbausteine an die Hand bekommen, mit denen du dein Essverhalten weiter verbessern kannst.

KAPITEL 3

Die Emotional-Eating-Methode – Die Psyche im Fokus

Die emotionale Ebene

Warum Wissen allein nicht ausreicht, um erfolgreich zu sein

Dieses Buch soll dir dabei helfen, dich vom emotionalen Essen zu befreien, und dich in die Lage versetzen, ohne Zwang essen zu können. An diesen Punkt kommst du jedoch nur, wenn du alte Gewohnheiten loslässt. Aus diesem Grund schaue ich mit dir auch mehr auf den Prozess und das System hinter dem emotionalen Essen, als dich mit Zieldefinitionen und Motivationssprüchen abzuspeisen.

Die Emotional-Eating-Methode soll dich befähigen, einen Zustand zu erreichen, in dem du wieder zufrieden mit dir selbst sein kannst – körperlich wie auch mental. Du sollst wieder Vertrauen in dich und in deinen Körper bekommen und sicherer im Umgang mit Essen werden. Wichtig ist es also, dass du dich zunächst einmal entscheidest, diesen neuen Weg bewusst zu gehen, und du dir nicht länger selbst im Weg stehst. Das erfordert nun zwei Dinge von dir: Zum einen solltest du dich von alten Gewohnheiten und Glaubenssätzen verabschieden und zum anderen einen ehrlichen Umgang mit dir selbst pflegen.

Es gab vielleicht gute Gründe, Dinge so zu tun, wie du sie bisher getan hast – oder eben auch nicht. Dieses Kapitel soll dir dabei helfen, das Wichtige vom Unwichtigen zu trennen. Du wirst mehr und mehr darauf vorbereitet, dich wieder um dich selbst zu kümmern und dies auch sinnvoll in deinen Alltag zu integrieren. Denn wenn du es schaffst, dich (wieder) um dich selbst zu kümmern, dann muss das Essen diese Aufgabe nicht weiter für dich übernehmen. Sich selbst in diesem Prozess bewusst zu begegnen ist dabei schon eine gewisse Herausforderung, denn du sagst nun «Ja» zu dem, was in dir vorgeht. Versuche dich in jedem Fall darauf einzulassen, denn jede Abkürzung führt sonst nur wieder zu einer Billigung deines bisherigen Verhaltens. Vielleicht denkst du, dass in einer so ergebnisorientierten Gesellschaft wie der unseren nur die sichtbaren Erfolge zählen. Dass nur das, was man äußerlich sehen kann, es auch wert ist, anerkannt zu werden. Doch dieser Ansatz ist falsch. Es geht vielmehr darum, dir selbst wieder Anerkennung zukommen zu lassen und dich selbst lieben und schätzen zu lernen. Erst dann kannst du dein neues Ich nach außen in die Welt tragen.

Emotionales Essverhalten langfristig zu beheben ist also ein prozessorientierter Ansatz, der uns dadurch zunächst etwas fremdartig erscheinen kann. Warum ist das so? Wir glauben, dass wir damit die Kontrolle, die wir uns geschaffen haben, endgültig abgeben müssen. Wir müssen uns erst einmal von Sicherheit und Struktur verabschieden und in etwas eintauchen, bei dem wir nicht wissen, was uns erwartet. Wir haben nicht umsonst unsere negativen Gefühle in Schubladen gepackt und tief in uns versteckt. Doch du wirst sehen: Du wirst dich in diesem Prozess nicht «gehen lassen», sondern im Gegenteil stärker zu dir finden und Kontrolle zurückbekommen.

Um eine Veränderung zu bewirken, reicht bloßes Wissen jedoch nicht aus, denn Wissen allein schafft noch kein System, auf das eine Handlung folgt. Du hast in den vorigen Kapiteln gesehen, wie verschiedene Dinge zusammenspielen, und viel darüber gelernt, was dein Gehirn und deine Gewohnheiten bisher aus dir gemacht haben. Nun geht es darum, den nächsten Schritt in Richtung Umsetzung zu gehen. So wird morgen keine Wiederholung von heute und gestern.

Du weißt wahrscheinlich schon lange, was dein Ziel ist, oder? Du weißt genau, wie viel du abnehmen, wie du gerne aussehen und wie du dich gerne fühlen möchtest. Und nun?

Offensichtlich hast du es bisher nicht geschafft, nur noch aus echtem Hunger zu essen, dich nicht mehr stressen zu lassen und dann im Anschluss deine Gefühle mit Essen zu kompensieren. Du hast dir also bisher noch nicht das passende System angeeignet, das dich dazu befähigt, dein Wissen in die tägliche Praxis zu übertragen.

In der Psychologie bezeichnet man die Kluft zwischen dem, was wir wissen und zu tun beabsichtigen, und dem, was wir dann wirklich tun, als «Mind-Behavior-Gap». Das macht es uns schwer, im Einklang mit unseren Absichten zu sein und auch danach zu handeln. Immer wieder nehmen wir uns vor, einen neuen Weg einzuschlagen, eine bessere Entscheidung zu treffen, ab jetzt alles anders zu machen, doch dann werden unsere guten Absichten durch unsere schlechten Gewohnheiten zunichte gemacht, und wir tun oft wieder das Gegenteil von dem, was wir eigentlich wollten.

Für dich ist es wichtig zu erkennen, dass unser Reflex, Dinge zu verdrängen, von Bedeutung für die Erklärung der Kluft zwischen Wissen und Handeln ist. Es ist leichter, eine bewusste Absicht oder ein erlangtes Wissen wieder zu «vergessen», als dranzubleiben. So bleibt alles schön beim Alten, was unser Bedürfnis nach Sicherheit bedient. Die Mind-Behavior-Gap ist somit oft der Weg des geringsten Widerstandes. Er macht uns auf Dauer jedoch unglücklich. Denn tief in uns drin wissen wir genau um die Diskrepanz zwischen unserer Absicht und unserem realen Verhalten. Wir können davor nicht weglaufen, und das macht uns inneren Stress.[42] Wenn du nicht das machst, wovon du im Grunde überzeugt bist und was du wirklich willst, du also deine Bedürfnisse dauerhaft ignorierst, so kann dich das schlussendlich krank machen, und zwar sowohl körperlich als auch psychisch. Zuerst sorgt es aber dafür, dass du dich unglücklich und unzufrieden fühlst. Du steckst damit fest und hinderst dich selbst daran, ins Handeln zu kommen.

Du hast gesehen, dass sich die «Sucht» nach Essen nicht mit einer Diät oder einem Ernährungsplan bekämpfen lässt. Du musst also den Blick nach innen richten und verstehen, was dich daran hindert, dich mit dir selbst wieder wohlzufühlen. Viele meiner Patientinnen gehen neben dem Coaching für das emotionale Essen parallel auch zu einer Psychotherapie. Falls das auch auf dich zutreffen sollte, kann die Methode, die ich dir hier zeige, vielleicht auch bei den Gesprächen in deiner Therapie helfen. Du kannst beides parallel machen. Die Emotional-Eating-Methode wird dich dabei unterstützen, deinen Essdrang als Hinweis zu verstehen. Denn deine Gefühle können das Ergebnis bestimmter lebensgeschichtlicher Ereignisse sein.

In dem Moment, in dem du emotional isst, findet deine Vergangenheit in deiner Gegenwart statt. Daher ist es wichtig, dass du dich auch auf der psychischen Ebene wahrnehmen kannst und dem auch Raum gibst. Deine unangenehmen Gefühle verschwinden leider nicht einfach, wenn du sie ignorierst. Diese Gefühle sollten an die Oberfläche treten können, da sie sonst immer weiter für Spannungen sorgen, die du durch Essen versuchst abzubauen.

Emotionales Essen ist also eine Art Wegweiser, der uns anzeigt, dass wir in einer bestimmten Situation nicht achtsam genug mit uns umgehen. Wir reagieren mit emotionalem Essen, weil wir nicht wissen, wie wir es anders machen sollen. Schenken wir unseren inneren Spannungen keine Aufmerksamkeit, so verlieren wir unsere Bedürfnisse aus den Augen. Durch die ständige Unterdrückung von Emotionen haben wir das Vertrauen in uns selbst verloren und vergessen, auf unsere Instinkte und unser Bauchgefühl zu hören. Vielleicht hat dir diese Abwertung deiner Gefühle ja bisher geholfen, die Kontrolle zu erlangen, um zum Beispiel mit dem Wertesystem deiner Umwelt umgehen zu können und dich darin zu bewegen. Doch dabei hast du dich selbst vergessen, sodass schließlich das Essen die Kontrolle übernommen hat. Das schlechte Gefühl, das daraus entsteht, ist die Quittung für die Unterdrückung deiner Emotionen.

Erst wenn du dich anders verhältst, als es du es in der Vergangenheit getan hast, machst du deinem Unterbewusstsein deutlich, dass die emotionale Not vorbei ist. Vertrauen wächst durch Erfahrungen – und um neue Erfahrungen zu machen, brauchst du das Gefühl, eine Wahl zu haben. Daher schauen wir nun auf die Bedeutung deiner Glaubenssätze und beschäftigen uns im Anschluss mit der Psychologie der Emotionen.

Der Einfluss unserer Glaubenssätze

Glaubenssätze sind bestimmte Überzeugungen sowie Annahmen über uns und über die Welt, in der wir leben, die tief in uns verankert sind. Durch unsere Glaubenssätze, mit denen wir uns gleich noch ausführlich befassen werden, wird unsere Realität zu einem gewissen Teil bestimmt. Denn die Dinge, auf die du dich konzentrierst, wachsen in dir weiter. Das heißt: Je mehr du deinen negativen Gefühlen freien Lauf lässt, umso mächtiger werden sie auch. Je stärker wir also an Dinge glauben oder glauben wollen, desto mehr werden sie ein Teil von uns.

Hier lohnt es sich, einmal auf den Unterschied zwischen der subjektiven und der objektiven Realität einzugehen. Dazu ein Beispiel: Du fährst mit dem Bus. Zwei Plätze weiter sitzen eine junge Frau und ein junger Mann, die sich unterhalten. Du hast ein großes Baguette dabei und beißt hinein. Die junge Frau lacht. Hierbei handelt es sich um die reine Wiedergabe von Fakten. Es findet keinerlei Wertung statt, und es handelt sich damit um die objektive Realität. Es kann nun aber sein, dass du das Lachen der jungen Frau auf dein Essverhalten beziehst, was dazu führt, dass du dich unwohl in deiner Haut fühlst. Und das nur, weil du nicht weißt, dass die junge Frau über die Geschichte gelacht hat, die ihr Freund ihr gerade erzählt hat, und sie dein Essen gar nicht registriert hat. Deine Wahrnehmung wurde von deinen Gefühlen und Erfahrungen beeinflusst, zum Beispiel deshalb, weil du Übergewicht hast und dich beim Essen in der Öffentlichkeit unwohl fühlst. Damit weicht die Realität, wie du sie wahrnimmst, von der objektiven Realität ab, sie wird also zur subjektiven Realität.

Tatsächlich ist es für dich fast unmöglich, die Dinge objektiv wahrzunehmen, da Gefühle und Erfahrungen immer eine Rolle spielen und nicht abgestellt werden können. Du nimmst also auch deswegen immer wieder oder immer weiter zu, weil dich deine Glaubenssätze immer wieder einholen. Wenn du also glaubst, dass du eine «Diät-Versagerin» bist oder auf ewig dazu verdammt bist, dick zu bleiben, dann formst du damit dein Selbstbild. Denn wie schon gesagt: All das, worauf wir uns besonders stark konzentrieren, wächst auch weiter in uns. Sehen wir uns als Versager, werden wir es auch sein. Natürlich ist es einfacher, sich dann über Dinge zu beschweren oder anderen die Schuld für unser Versagen zu geben. Das macht die eigene Situation erträglicher, weil man so die Schuld von sich weisen und die Verantwortung abgeben kann.

Glaubenssätze sind – ähnlich wie Gewohnheiten – mächtige Mitspieler im emotionalen Essen. Sie sind ein Teil unseres Selbstbildes und verändern sich durch die Erfahrungen, die wir machen. Unser Gehirn kann dabei nicht zwischen einem echten und einem imaginären Ereignis oder Selbstbild unterscheiden. Das bedeutet, wenn du negative Glaubenssätze und die damit verbundenen Handlungen wie emotionales Essen ablegen willst, musst du lernen, mit dem, was dich beschäftigt, abzuschließen. Denn wenn wir etwas bereuen, denken und reden wir sehr negativ über uns selbst und fällen oft auch negative Urteile über uns. Wir beleidigen und degradieren uns so unbewusst selbst.

Es hilft daher, sich anzuschauen, wie wir über uns selbst reden und denken, und dies ins Positive zu kehren. Während dich negative Glaubenssätze nämlich limitieren und dafür sorgen können, dass du deine Ziele nicht erreichst, können positive Glaubenssätze dich beflügeln, dich motivieren und dir helfen, das zu erreichen, was du dir vorgenommen hast. Sie tragen dazu bei, dass du dranbleiben und einen möglichen Stillstand überwinden kannst. Wenn du dir also sagst, dass du schaffen wirst, was du dir vorgenommen hast, und dass du bereit bist, abzunehmen, so wird dies viel wahrscheinlicher klappen, als wenn du von vorneherein davon überzeugt bist, dass du ganz sicher ein weiteres Mal scheitern wirst oder einfach zum Dicksein verdammt bist, weil alle in deiner Familie übergewichtig sind.

Das Grundproblem bei Glaubenssätzen ist doch, dass wir sie einfach ungeprüft übernehmen und dann immer seltener hinterfragen. Haben wir einen Glaubenssatz erst mal verinnerlicht, so ist er gesetzt und wird über die Zeit immer weiter vertieft. Ganz ähnlich also, wie es auch bei unseren Routinen und Gewohnheiten der Fall ist. Oftmals wissen wir auch gar nicht mehr, welche Glaubenssätze wir in uns tragen, weil wir diese schon seit unserer Kindheit mit uns herumschleppen. Sie sind unsichtbar geworden, bestimmen aber weiter unser Handeln. Ich gebe dir hier noch ein paar Beispiele für negative Glaubenssätze rund ums Thema Essen:

- Ich habe keine Zeit für gesunde Ernährung.
- Gesunde Ernährung bedeutet dauerhaften Verzicht.
- Gesund zu essen ist anstrengend und macht keinen Spaß.
- Mein Partner / meine Familie spielt da nicht mit, deshalb geht das bei mir nicht.
- Bei all dem Stress habe ich mir eine Belohnung verdient.
- Ich kann nicht kochen.
- Ich muss Süßigkeiten nur ansehen und werde schon dick.
- Ich brauche jetzt Schokolade, Schokolade macht alles besser und löst meine Probleme.
- In meiner Familie sind alle übergewichtig, das liegt an den Genen.
- Ich muss den Teller leer essen, sonst regnet es morgen.

Kennst du solche negativen Glaubenssätze von dir selbst? Sie sind wie eine Art selbst gewähltes Motto, dem du glaubst, folgen zu müssen. Deine Aufgabe wird es nun sein, deine limitierenden Glaubenssätze zu ermitteln und diese abzulegen. Und das geht wie folgt:

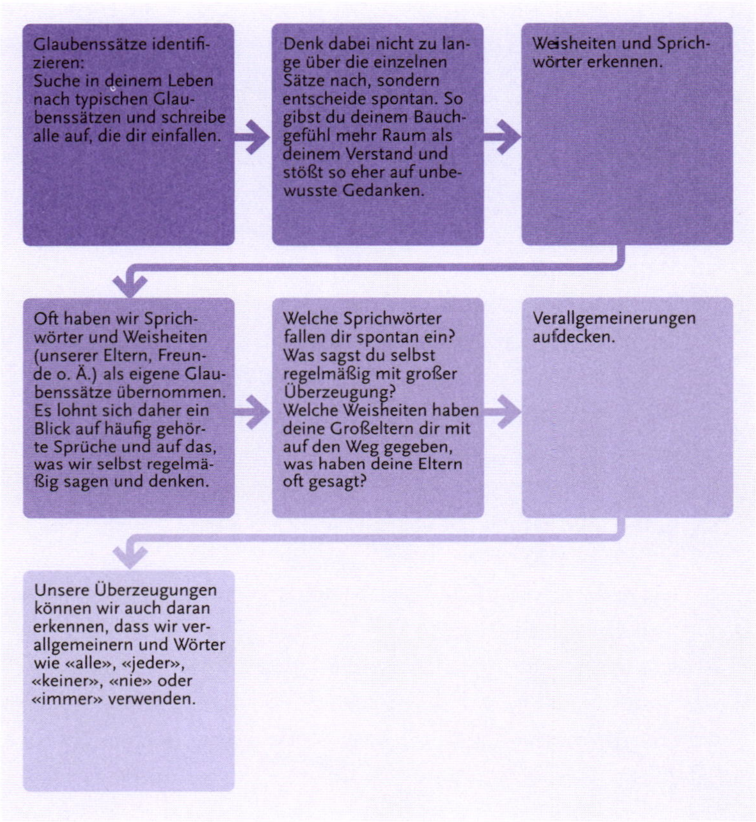

Limitierende Glaubenssätze identifizieren

Diese Methode braucht etwas Zeit. Du wirst in deinem Alltag aber immer wieder zufällig auf solche Glaubenssätze stoßen. Vielleicht kannst du dich auch mit deiner Familie oder deinen Freunden austauschen. Sie können dir eventuell sagen, ob du immer bestimmte Floskeln verwendest, oder euch fallen Glaubenssätze ein, die ihr gemeinsam gebraucht. Manchmal ist man für seine Glaubenssätze einfach blind geworden, und es kann helfen, sich mit anderen dazu auszutauschen.

Hast du schließlich eine Liste mit Glaubenssätzen, so geht es im nächsten Schritt darum, diese zu bewerten. Schau sie dir an und bewerte wie folgt:

- Wie ist der Glaubenssatz entstanden?
- Macht dieser Glaubenssatz rational und sachlich betrachtet Sinn?
- Gilt die Meinung aus dem Glaubenssatz nur für mich oder auch für andere Menschen?
- Vereinfacht der Glaubenssatz mein Leben?
- Engt mich dieser Glaubenssatz ein und erzeugt er ein Gefühl von Druck in mir?
- Macht mich dieser Glaubenssatz auf lange Sicht glücklich?
- Woran hindert mich dieser Glaubenssatz?
- Gibt es einen Grund, vielleicht doch an diesem Glaubenssatz festzuhalten?
- Wo stehe ich in 5, 10 oder 20 Jahren, wenn ich weiter an diesem Glaubenssatz festhalte?

Diese Methode hilft dir dabei, neue Glaubenssätze in deinem Leben «positiv» zu implementieren. Dazu musst du dann aber auch Dinge tun, die diese neuen Glaubenssätze bestätigen, das heißt, dein Verhalten und deine Denkweise entsprechend anpassen. Wichtig ist auch: Glaubenssätze sind nicht per se schlecht, wie schon gezeigt, können sie dir auch einen Benefit bringen. Deshalb listest du erst mal alles auf, was dir einfällt. Durch die Bewertung wirst du dann feststellen, ob du die Glaubenssätze beibehalten willst oder nicht. Sei hier aber bitte kritisch. Es werden auf jeden Fall Glaubenssätze dabei sein, die entweder keinen Sinn mehr für dich ergeben oder die du loswerden willst. Um sie loszuwerden, versuche, sie ins Positive zu wenden. Und das geht so:

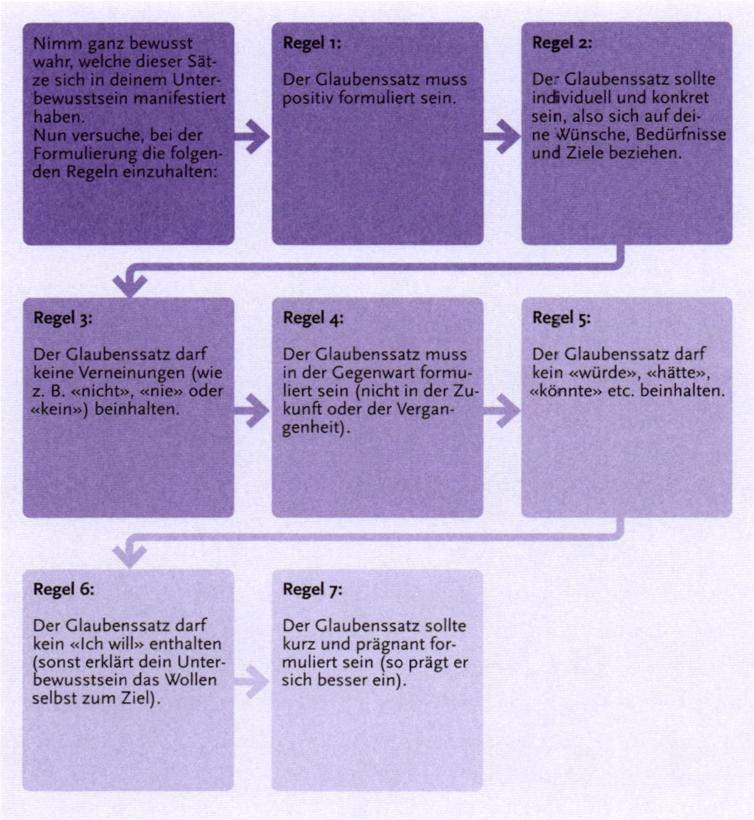

Regeln für die Formulierung positiver Glaubenssätze

Hier Beispiele für positive Glaubenssätze zum Thema Ernährung:[43]

- Gesundes Essen schmeckt gut und hat viele Vorteile für meinen Körper und meine Gesundheit.
- Kochen ist eine Investition in meine Lebensqualität.
- Gesunde Ernährung kann mein Leben positiv verändern und verlängern.
- Über Ernährungsprobleme in Endlosschleife nachzudenken ist verschwendete Zeit.

- Wenn ich esse, esse ich mit allen Sinnen und genieße.
- Ich höre auf meinen Bauch. Ich esse, wenn ich Hunger habe, und höre auf, wenn ich satt bin.
- Ich denke weniger zielorientiert, sondern genieße den Weg zu meinem Wunschgewicht.
- Meine Waage entscheidet nicht, wie ich mich fühlen darf.
- Ich lasse Ausnahmen im Essen zu, lasse mich aber dadurch nicht von meinem Ziel ablenken.

Mit diesen positiven Glaubenssätzen im Gepäck wird es dir um einiges leichter fallen, deine Vorhaben umzusetzen und dein emotionales Essverhalten abzulegen. Deine aktuellen Glaubenssätze haben sich vielleicht schon über Jahre einen Platz in deinen Gedanken gesucht und sich dort manifestiert. Daher werden neue Glaubenssätze ihre Zeit brauchen, bis du sie wirklich leben kannst. Genau wie eine neue Ernährungsweise, die du jetzt langfristig beibehalten willst, musst du auch deinem Kopf Zeit geben, neue Strukturen zu erkennen, zuzulassen und in deinen Alltag zu integrieren. Hast du deine negativen Glaubenssätze zum Thema Essen aber erst mal abgelegt und sie in positive Überzeugungen verwandelt, so bist du in jedem Fall einen großen Schritt weiter.

Exkurs: Der Körperkult-Komplex

Wenn wir zur Welt kommen, werden wir bedingungslos geliebt, egal wie wir aussehen. Wir werden umsorgt, und man liest uns alle Wünsche von den Augen ab. Doch im Laufe des Lebens ändert sich das: Wir lernen, unseren Körper aus einem anderen Blickwinkel zu betrachten und auch zu bewerten. Von dem perfekten Bild ist ab einem gewissen Zeitpunkt vielleicht nicht mehr viel übrig. Studien zeigen, dass bereits Mädchen ab einem Alter von sechs Jahren sich Sorgen um ihre Figur machen und glauben, zu dick zu sein.[44] Im Alter von elf Jahren sind es bereits zwei Drittel der Mädchen, und als Jugendliche betreiben fast alle Mädchen (92 Prozent) irgendeine Art von Gewichtskontrolle.[45]

Wie kann es dazu kommen? Gab es vor der Erfindung von Fernsehen und Internet eigentlich Essstörungen? Oder hat sich der heutige Körperkult erst mit den globalen Medien verbreitet? Natürlich gibt es in verschiedenen Kulturen auch verschiedene Schönheitsideale. Doch das ist kein Vergleich zu dem, was heute in den sozialen Medien und in der Presse verbreitet wird.

Ich nenne das auch den Körperkult-Komplex. Für ein bestimmtes Schönheitsideal riskieren immer mehr Frauen sogar ihre Gesundheit. Statt auf die Notsignale ihres Körpers zu hören, achten sie nur auf ihre äußere Erscheinung. Sie sehen über die Rufe des Körpers nach Essen oder Schlaf und über Krankheiten einfach hinweg. Dabei ist neben der Diätindustrie auch die Fitnessindustrie zum Milliardengeschäft geworden. Sie hat ein Körperbild erschaffen, das für uns «normale Durchschnittsfrauen» viel zu ehrgeizig ist. Und doch wird uns eingeredet, wir müssten diesem Ideal entsprechen, und um es zu erreichen, plausibel erscheinende, aber unwirksame Mittel kaufen.

Der Fitnessindustrie geht es vor allem um die Vermarktung von Sixpacks in Sportklamotten, die damit verbundene Sportausrüstung, die Werbung für Fitnessstudios und damit um das Geschäft mit der makellosen Schönheit. Schließlich bist du noch lange nicht mit Bauchmuskeln oder straffen Oberarmen ausgestattet, nur weil du Kleidergröße 36 trägst. Es ist also immer Luft nach oben, um an der Selbstoptimierung zu arbeiten. Durch diesen Körperkult üben Diät- und Fitnessindustrie einen unbewussten Druck auf uns aus. Denn sie propagieren damit ein Ideal, das für die meisten von uns praktisch unerreichbar ist und trotzdem als schön, gesund und erstrebenswert gilt. Das passt in meinen Augen einfach nicht zusammen.

Wir wurden über den Zusammenhang von Gewicht und Gesundheit mehr oder weniger jahrelang belogen. Mit dieser Lüge hat man uns Geld aus der Tasche gezogen, uns dazu gebracht, unser Essverhalten zum Nachteil zu verändern, und hat zudem massive Abhängigkeiten geschaffen – Abhängigkeiten vom Essen, von Idealbildern und Produkten. Damit hat man uns eher krank gemacht als gesund. Denn seien wir doch mal ehrlich: All die Idealbilder und die Produkte, die Diät- und Fitnessindustrie dir verkaufen wollen und von denen du nicht zu 100 Prozent weißt, ob sie wirklich funktionieren, halten dich nicht länger am Leben. Dennoch ist dieser Irrglaube so sehr in uns verankert, dass wir ihn nicht loslassen können. Es ist wie mit den Glaubenssätzen: «Dünn ist gut» – «Dick ist schlecht». Aus meiner Sicht stellt dieses Bild eine Gefahr für unsere körperliche und geistige Gesundheit dar. Denn welchen Preis zahlen wir dafür? Und was könnten wir nicht alles mit der Zeit und dem Geld anfangen, die wir schon in Diät- oder Fitnessprodukte gesteckt haben? Hast du nicht auch irgendwo im Keller ein Fitnessgerät stehen, das du nur einmal benutzt hast, oder einen Vertrag im Fitnessstudio laufen, in das du dann doch nur selten oder gar nicht gehst?

Einem Ideal nachzujagen und dabei zu wissen, dass man es doch nicht erreichen wird, erzeugt Stress und kostet Kraft. Und selbst wenn wir aufhören, nach diesem Schönheits- und Schlankheitsideal zu streben, wird es immer Menschen geben, die uns das zum Vorwurf machen – mit Worten, mit Blicken oder mit ihrem Verhalten. Aus solchen Worten und Blicken entstehen dann Diskriminierung und Scham. Und was löst Scham aus? Genau, emotionales Essen und einen Teufelskreis: Dicke Menschen erhalten weniger Lohn, werden in der Schule gemobbt, und ihre Symptome werden von vielen Ärzten abgetan oder ignoriert, sodass sie keine richtige Diagnose oder Behandlung erhalten, auch wenn sie bereits medizinische Probleme haben.[46]

Das Schlankheitsideal macht uns buchstäblich krank. Es sorgt dafür, dass Dicksein nicht nur gesundheitlich problematisch sein kann, sondern wegen der täglichen Diskriminierung, Ausgrenzung und Stigmatisierung auch zu psychischen Krankheiten führt.

Körper sind nicht perfekt. Manchmal lässt uns unser Körper

vielleicht im Stich oder enttäuscht uns, weil wir glauben, nicht ins Idealbild zu passen. Aber ich sage dir: Liebe dich selbst, hab Geduld mit dir und fang an, dich selbst zu akzeptieren. Dein Körper ist nicht dein Feind, und du musst auch keinem Idealbild entsprechen. Mit dem Körperkult sollte ein für alle Mal Schluss sein.

Die Psychologie der Emotionen

Wie wir bereits gesehen haben, kann sich emotionales Essen vor allem dann in unserem Leben etablieren, wenn wir unsicher im Umgang mit unseren Gefühlen und Bedürfnissen sind. Es lohnt sich daher, einen Blick darauf zu werfen, was Gefühle eigentlich genau sind und wie sie auf unsere Psyche wirken. Der Umgang mit unseren Emotionen hat dabei viel damit zu tun, was uns von unserem Umfeld und der Gesellschaft vermittelt worden ist. Als Frauen lernen wir zum einen, auf unser Herz zu hören, unserem Bauchgefühl zu vertrauen und uns über unsere Gefühle auszudrücken. Auf der anderen Seite wird uns Frauen vermittelt, wir sollten nicht alles immer so emotional sehen, sondern uns besser kontrollieren und uns gut überlegen, welche Gefühle wir anderen wirklich zeigen wollen. Wie du merkst, passt das nicht richtig zusammen.

Zu ebendiesem Thema gibt es eine spannende Studie eines internationalen Forscherteams um die Psychologin Ursula Hess von der Berliner Humboldt-Universität.[47] Die Studie zeigt, dass Männer als emotional kompetenter und intelligenter eingestuft werden, wenn sie mit ihren Gefühlen zurückhaltend sind und verzögert reagieren, während Frauen bei zurückhaltendem Agieren im Gegenteil als emotional inkompetent wahrgenommen werden. Das würde für die eben schon angesprochene These sprechen, dass Frauen allgemein als emotionaler bewertet werden als Männer und man ihnen unterstellt, sie seien weniger dazu in der Lage, ihre Emotionen zu kontrollieren.

Die Studie macht also noch mal deutlich, dass Frauen und Männer hinsichtlich ihres Umgangs mit Emotionen in der Gesellschaft unterschiedlich bewertet werden. Während Männern, die wenig Emotionen zeigen, Kompetenz zugeschrieben wird, wird ein solches Verhalten bei Frauen eher als unnatürlich und strategisch bewertet. Das gilt gerade auch dann, wenn die Emotionen verzögert kommen, also sich die Frauen erst überlegen, welche Emotionen in der aktuellen Situation angemessen sein könnten. Die eigenen Bedürfnisse spielen dabei nur noch eine untergeordnete Rolle. Es geht hier vielmehr um die Art des «Gesehen-Werdens» und darum, von anderen nicht als «negativ» oder «merkwürdig» eingestuft zu werden. So werden die Gefühle auf der Verstandesebene gesteuert, was langfristig nicht funktionieren kann.

Doch wie funktionieren unsere Emotionen nun genau? Einer Emotion ist immer eine körperliche Reaktion vorgeschaltet. So klopft uns beim Betreten eines dunklen Kellers vielleicht das Herz, oder der Anblick eines bestimmten Menschen lässt unseren Blutdruck steigen. Wie wir das körperliche Erleben wahrnehmen, gibt dann den Anstoß für das emotionale Verhalten[48], ob wir also beispielsweise Angst zeigen oder Wut. Das bedeutet, dass Emotionen körperlich ausgelöst werden und nicht im Kopf entstehen. Unsere Emotionen sind das Spüren von körperlichen Veränderungen, und sie sind deshalb so vielfältig, weil auch unsere körperlichen Reaktionen so verschieden sind. Entscheidend, zum Beispiel auch für das emotionale Essverhalten, ist, in welcher Qualität beziehungsweise Intensität wir diese erleben. Je stärker wir durch bestimmte Auslöser – du kennst sie als Stressoren – erregt werden, desto stärker fällt unsere Emotion aus.

Laut dem amerikanischen Psychologen Robert Plutchik existieren mit Freude und Traurigkeit, Angst und Wut, Erwartung und Überraschung sowie Abscheu und Vertrauen insgesamt acht «primäre Emotionen», die Gegensatzpaare bilden und den Grundstein für weitere in ihrer Intensität abgestufte Emotionen bilden.

Basierend darauf schuf Plutchik das «Rad der Emotionen», in dem er die Beziehungen zwischen den Emotionen und ihre Intensität sichtbar machte. Die Intensität der Emotion wird jeweils durch die Farbe angezeigt. Je dunkler der Hintergrund ist, desto intensiver sind die Emotionen. So lässt sich beispielsweise erkennen, dass Wut in ihrer geringsten Intensität Gereiztheit ist und in ihrer höchsten Intensität zur Wut wird.

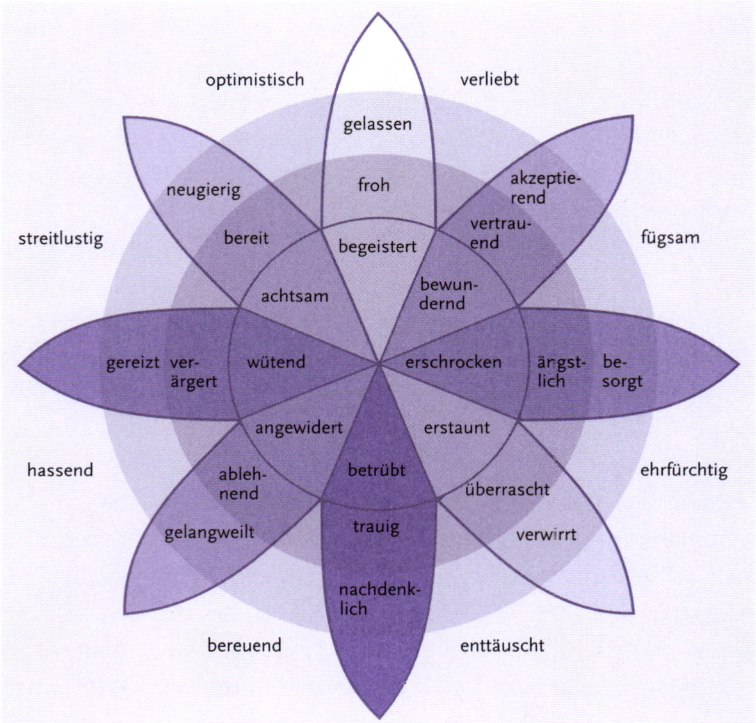

Plutchiks Rad der Emotionen (Emotionsrad)[49]

Wenn zwei entgegengesetzte primäre Emotionen gleichzeitig auftreten, so kommen wir in einen Konflikt, wenn beispielsweise Wut uns eigentlich zum Angriff treibt, die gleichzeitig auftretende Angst aber einen Fluchtreflex bei uns auslöst. Sind Gefühle gleich stark ausgeprägt, so können sie sich gegenseitig «hemmen oder neutralisieren». Plutchiks Rad der Emotionen erlaubt es dir also, die Intensität sowie die Nähe von Emotionen festzulegen.

Ich will hier gar nicht noch näher auf die Emotionstheorie eingehen, mir geht es nur darum, dass du deine Gefühle besser benennen und so auch kommunizieren kannst. Gefühle gerade im Alltag oder auch bei einem emotionalen Essanfall zu benennen ist nämlich nicht ganz einfach. Wenn ich beispielsweise meine Patientinnen frage, warum es bei ihnen zu einem Essanfall gekommen ist, geben viele zur Antwort: «Weil ich gestresst war.» Doch Stress ist kein Gefühl, sondern eine Reaktion auf ein Gefühl. Du musst also herausfinden, was hinter dem Stress steckt und welches Gefühl den Stress und damit den Essanfall ausgelöst hat.

Um die Gefühle, die in dir aufkommen, besser benennen und somit auch bewerten zu können, gebe ich dir im Folgenden eine einfache Checkliste an die Hand. Diese kannst du dann nutzen, wenn du bei einem Essanfall mit dem ABC-Modell aus dem Kapitel über Gewohnheiten operierst. Denke noch mal an die Fragen im ABC-Modell zurück. Hier geht es in erster Linie um die Auslöser:

A = Auslöser

- Was ging dem Essanfall voraus?
- Wie habe ich mich gefühlt?
- An was habe ich gedacht?

Um die Frage zu beantworten, wie du dich gefühlt hast, und um auch die passende Emotion zu benennen, kannst du wie folgt vorgehen:

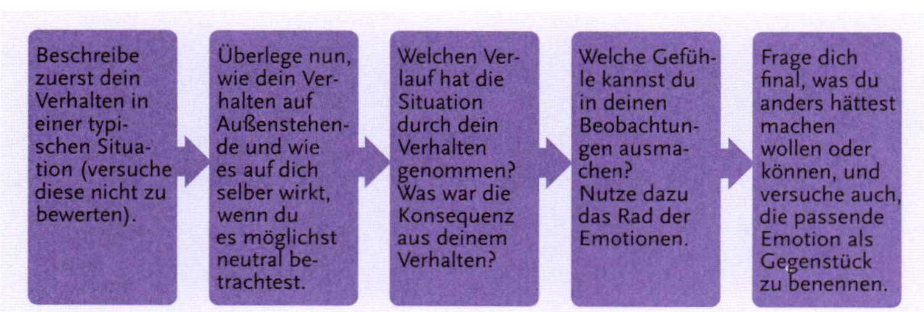

Prozess zur Gefühlsbeschreibung

Diese Übung ist ein zusätzlicher Methodenbaustein, den du nutzen kannst, wenn du dich mit deinen Emotionen detaillierter befassen willst. Sie dient in erster Linie dazu, dass du deine Emotionen mit einfachen Begriffen kommunizieren und benennen kannst. Erklärst du also beispielsweise, dass dich ein bestimmtes Verhalten traurig gemacht hat und du deswegen auf eine bestimmte Art und Weise reagiert hast, so kann dein Gegenüber dich besser verstehen, als wenn du einfach nur sagst, dass du gestresst bist, und ihr könnt auf einer Ebene kommunizieren. Wirst du dir klarer darüber, wie es in dir drin aussieht, machst du dich zudem handlungsfähiger und kannst in einer vergleichbaren Situation anders reagieren.

Deine Gefühle sind auf die Befriedigung von Bedürfnissen und die Vermeidung von Nachteilen ausgelegt. Durch dein Verhalten in verschiedenen Situationen oder auch gegenüber anderen Menschen ergeben sich entsprechende Gefühle. Deine Versuche, negative Gefühle zu eliminieren, sind meistens erfolglos, weshalb du sie durch Essen oder Essanfälle zu unterdrücken versuchst. Gefühle sollen aber eigentlich eine besondere Aufmerksamkeit bei dir erzeugen, damit du dich mit ihnen befasst. Denn wenn du die negativen Gefühle wahrnehmen kannst, dann kannst du sie auch viel schneller abschwächen. Und abgeschwächte Emotionen lösen keinen Essanfall mehr aus. Nimm deine Emotionen also ab sofort als Wegweiser, statt sie zu unterdrücken und mit emotionalem Essen entgegenzusteuern.

Das emotionale Konto

Nicht nur auf unserem Bankkonto entsteht ein Minus, wenn wir mehr ausgeben, als wir zur Verfügung haben, sondern auch unser Körper führt eine Art innere Bilanz. Unserem Körper steht nur eine bestimmte Menge an Energie zur Verfügung. Diese verbraucht sich über den Tag und muss mit unserer Nahrung wieder aufgefüllt werden. Auf der körperlichen Ebene ist dies einfach erklärt. Doch wenn wir betrachten, was zum Beispiel Stress mit unserem Körper und auch mit unserem Energiehaushalt macht, sehen wir, dass auch Stress unsere Energiereserven angreift.

Das emotionale Konto nach Rosemarie Dypka beschreibt eine Art inneres Energiemodell: Positive und negative Gedanken zahlen dabei auf unser inneres Energiekonto ein. Positive Gedanken geben uns Kraft und Motivation, sodass wir in einen regelrechten Aufwind geraten. Wir fühlen uns gut, energiegeladen und sind hellwach. Negative Gedanken kosten uns Energie, wir kommen ins Grübeln, fühlen uns schlecht und sind oftmals müde oder träge.[50] So ist es auch nachvollziehbar, dass zu viele negative Einflüsse – und dabei geht es vor allem um unsere nicht erfüllten Bedürfnisse – ein Loch in unsere Energiekasse reißen. Bis zu einem gewissen Grad lässt sich die Energie emotional wieder auffüllen, stehen wir jedoch beispielsweise chronisch unter Stress, so lässt sich das innere Konto irgendwann nicht mehr ins Plus bringen. Überwiegen also die negativen Emotionen, so wird unser Energiekonto angezapft, und wir müssen immer mehr Aufwand in die Bewältigung von Konflikten oder Problemen stecken. Genau an diesem Punkt kommt das emotionale Essen ins Spiel. Verlorene Energie, die wir nicht mehr selbst ausgleichen können, wird in Form von Heißhunger und Essanfällen unter innerem Druck und Zwang zugeführt. Das Gehirn fordert seine Energie ein, und wir essen aus Emotionen heraus.

Ob wir eine Emotion als positiv oder negativ bewerten, wird im limbischen System unseres Gehirns entschieden. Entweder wird unser Belohnungszentrum aktiviert, und wir bekommen ein gutes Gefühl, oder unser Alarmsystem springt an. Nun stecken wir zum Beispiel beim Essen in der Zwickmühle. Auf der einen Seite bewertet unser Gehirn Essen mit einem positiven Gefühl, gerade wenn wir emotional essen. Auf der anderen Seite bewertet es unsere Stressoren als negativ und aktiviert damit den Kreislauf des emotionalen Essens.

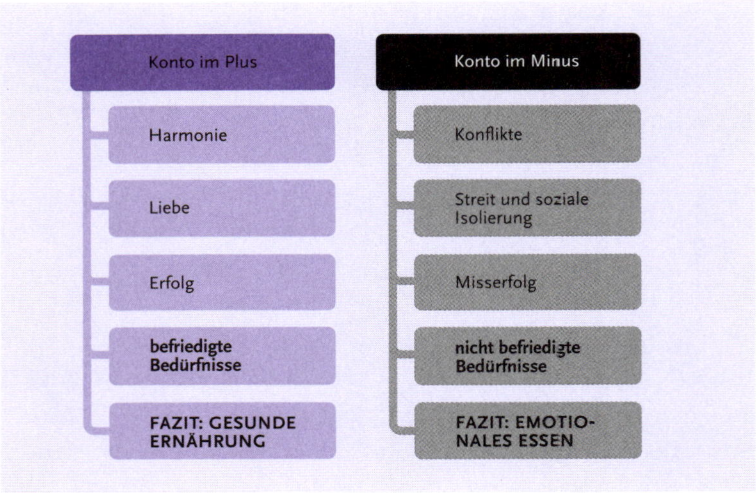

Das emotionale Konto

Jedem Problem liegt also eine bestimmte Denkstruktur zugrunde. Immer, wenn wir ein Problem haben, ist unser emotionales Konto im Minus und erzeugt negative Gedanken. Negativ heißt, dass wir uns mit dem beschäftigen, was wir NICHT wollen. Je intensiver wir uns nun mit dem Problem beschäftigen, umso mehr negative Gedanken werden erzeugt. Die negativen Gedanken füttern das Problem immer mehr und bestätigen es. Am Ende wissen wir mehr über das Problem als vorher – das Problem ist größer geworden. Negative Gedanken werden mehrere hundert Mal am Tag durchdacht – je nachdem, wie stark das Problem unser Leben beeinflusst. Sie tauchen dann immer wieder wie von selbst auf. Schnell sind wir versucht, die Lösung mit emotionalem Essen herbeizuführen. Willst du dein emotionales Konto nun ins Plus bringen, ohne dabei emotional zu essen, dann kannst du Folgendes tun:

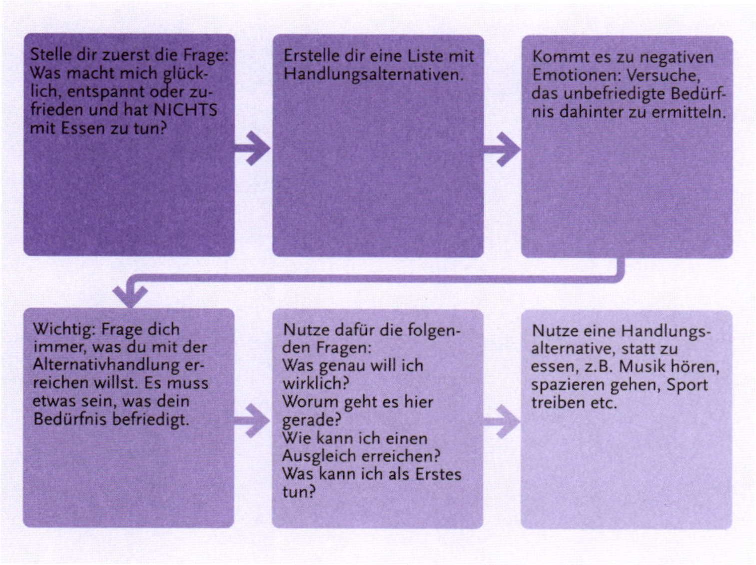

Problemlösung ohne emotionales Essen

Will man die bisherigen Erkenntnisse in einem Bild darstellen, so könnte man es mit diesem Kontomodell tun. Auf der Minusseite deines Kontos stehen dabei das emotionale Essen, deine Stressoren, deine schlechten Gewohnheiten und negativen Glaubenssätze. Auf der Plusseite stehen alle Dinge, die gut für dich sind und auch deinen Bedürfnissen entsprechen oder die dir positive Erlebnisse, das heißt Handlungsalternativen, verschaffen. Entsprechen die Anforderungen an dich deinen Bedürfnissen und damit auch dem, was du in der Lage bist, ohne Stress zu leisten, dann bist du im Plus deines emotionalen Kontos und im Flow-Erlebnis.

Das Flow-Modell

Das Flow-Modell ist eine gute Methode, die du für dich sehr positiv nutzen kannst. Ich möchte sie dir unter anderem vorstellen, weil es dir zeigen soll, was passiert, wenn du die Emotional-Eating-Methode effizient für dich nutzt. Das Flow-Erleben ist das, was du am Ende als Dankeschön für deine Arbeit an dir selbst bekommst. Du tust nun das, was deiner neuen Identität entspricht: Du lebst nach deinen Bedürfnissen, kannst gut mit Stressoren umgehen, du hast neue Gewohnheiten etabliert und dir positive Glaubenssätze angeeignet. Damit musst du weniger emotional essen, denn du bist nun emotional stabil. Dein Gewicht sinkt ohne Diät, und du ruhst in dir selbst. Das alles sollte das Ergebnis der Emotional-Eating-Methode sein.

Das Flow-Erlebnis ist ein spezielles Phänomen der intrinsischen Motivation, dessen Erforschung auf den Psychologen Mihály Csikszentmihályi zurückgeht. In meiner Praxis nutze ich dieses Modell sehr häufig, um meinen Patientinnen vor Augen zu führen, dass jede Handlung, mit der sie eine Änderung im Essverhalten herbeiführen wollen, einen Flow anstreben sollte. Die Änderungen im Essverhalten müssen so gestaltet sein, dass sie dir leichtfallen, denn ein Flow tritt nur dann ein, wenn du gut gefordert, aber nicht überfordert wirst. Die Veränderung sollte immer zu deinen persönlichen Fähigkeiten und Bedürfnissen passen. Folgende Merkmale sind typisch für einen Flow-Zustand:

- Ein Gefühl des Verschmelzens mit der Aufgabe oder Tätigkeit tritt ein.
- Du entwickelst eine tiefe und lang anhaltende Konzentration auf die Tätigkeit.
- Die Aufgabe verdrängt alles andere aus deinem Bewusstsein.
- Dir kommt das Gefühl für Zeit abhanden.
- Physiologische Aspekte wie Hunger, Durst oder Müdigkeit nimmst du nur noch eingeschränkt wahr.

- Das Empfinden, etwas zu bewirken und kompetent zu sein, sowie Glücksgefühle stellen sich ein.

Außerhalb eines Flows kommt es sonst zu den Zuständen, die du bereits kennst und die du mit Essen kompensierst: zu Stress und Überforderung oder auch Unterforderung und Langeweile.

Damit du in den Flow kommst, nutze alle Bausteine der Emotional-Eating-Methode, die du bisher kennengelernt hast. Darin enthalten sind dann auch die folgenden Gedanken und Ergebnisse, die es für einen Flow braucht:

- ☐ **Ich weiß, was ich will – Mein Ziel ist klar.**
- ☐ **Ich schaffe das – Die Herausforderung ist machbar.**
- ☐ **Ich kann das – Ich schaffe mir dazu das passende System / eine passende Umgebung.**
- ☐ **Wenn es flowt, will ich mehr davon.**

Zwar gibt es keine Flow-Garantie, und man kann einen Flow auch schwer erzwingen, aber du kannst mit der Emotional-Eating-Methode viel dafür tun, so oft wie möglich einen Flow-Zustand zu erleben.

Die Arbeit mit der Emotional-Eating-Methode lohnt sich also in jedem Fall. Der spannendste Punkt ist aus meiner Sicht: Du bekommst dadurch die Kontrolle zurück, von der du vielleicht gedacht hast, du hättest sie durch das Aufgeben all deiner bisherigen Ansätze, Glaubenssätze oder Ernährungspläne verloren. Die Kontrolle, die du nun erhalten wirst, entspricht diesmal noch zusätzlich deiner Persönlichkeit und festigt dich in deiner neuen Identität. Erinnerst du dich noch: Wenn Stolz ins Spiel kommt, dann schafft dies Motivation. Flow ist Motivation und die Bestätigung, dass du gehandelt hast und emotionales Essen immer mehr der Vergangenheit angehören kann.

Bevor wir uns im letzten Kapitel an das finale «Umprogrammieren» deines emotionalen Essens machen, möchte ich vorher noch einmal näher auf verschiedene Multiplikatoren des emotionalen Essens eingehen. Das eine oder andere Thema wurde im Buch schon angeschnitten, aber ich halte es für wichtig, dass wir diese Aspekte noch mal im Detail betrachten. Auch wenn vielleicht nicht jeder dieser Multiplikatoren auf dich zutrifft, so habe ich doch in meiner Praxis immer wieder festgestellt, dass das Auseinandersetzen mit diesen Themen bei der Bewältigung von Essproblemen einen Benefit bringen kann.

Scham

Scham, oder noch häufiger die sogenannte Schamangst, kann verschiedene Probleme in der einen oder anderen Lebenssituation hervorrufen und sich damit natürlich auch auf dein Essverhalten auswirken. So kann Scham zum Beispiel das Ausleben deiner Bedürfnisse hemmen und dazu führen, dass sich eine für dich schwierige emotionale Situation noch verschärft. Scham fühlt sich wie eine unerwartete emotionale Bloßstellung an, die Minderwertigkeitsgefühle bei dir hervorrufen kann. Du kommst dir dann vor, als wärst du Blicken anderer wie unter einem Vergrößerungsglas ausgesetzt.

Meine Patientin Anja hat dies wie folgt in Worte gefasst: «Aus Angst vor den Blicken vermeide ich es, in der Öffentlichkeit zu essen. Ich glaube, viele ekelt es an, wenn sie mich beim Essen sehen. Nicht, weil ich keine Manieren hätte, sondern einfach nur, weil ich so dick bin. Ein anderes Thema sind die engen Sitze im Flugzeug. Als Dicke hat man es schwer, in den Sitz zu kommen. Die Armlehnen verhindern, dass ich hineinkomme. Und wenn ich dann noch einen Mittelplatz habe, sieht man meinen Mitreisenden schon am Gesicht an, dass sie nun lieber den Platz tauschen wollen.»

Scham zeigt sich zum Beispiel in Form von Schüchternheit oder einer kritischen Selbstbetrachtung. Das sich einstellende Gefühl der Minderwertigkeit führt dann oft zu einem Rückzug aus dem sozialen Leben, weil man sich selbst nicht mehr als sozial akzeptabel ansieht.

Man kann bei Scham zwischen zwei Arten unterscheiden:

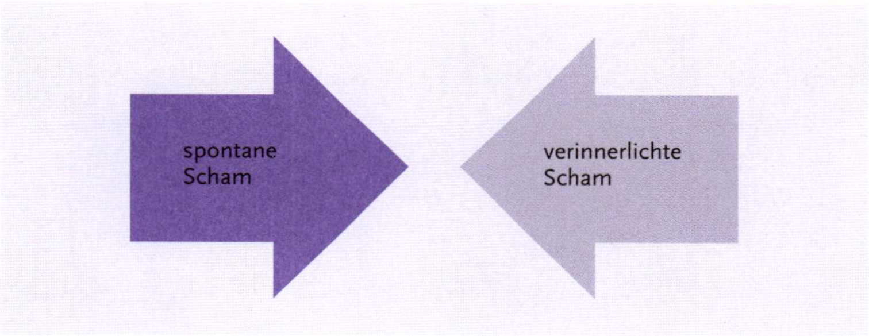

Die zwei Arten der Scham

Spontane Scham wird durch aktuelle Ereignisse ausgelöst. Verinnerlichte Scham geht hingegen auf Erlebnisse in der Kindheit zurück, wenn man sich dort beispielsweise abgelehnt oder verachtet gefühlt hat. Aus Scham versuchen wir, aus der unangenehmen Situation zu flüchten, um uns anderen Menschen nicht weiter offenbaren zu müssen, was dazu führt, dass wir uns bestimmte Bedürfnisse und Verhaltensweisen verbieten. Hinter der Scham stehen das Bedürfnis nach Anerkennung und dem Feedback von außen und so gleichzeitig auch die Angst, von anderen negativ bewertet zu werden.

Du erinnerst dich sicher an die verschiedenen Bedürfnis-Typen einer emotionalen Esserin aus der Emotional Eating Study? Wenn wir versuchen, einer für uns schambehafteten Situation zu entkommen, so kann dies zu Essstörungen, emotionalem Essen oder auch der Flucht in andere Süchte führen. Oftmals wird uns von Freunden oder Familie geraten, doch einfach über den Dingen zu stehen und bestimmte Dinge nicht an uns ranzulassen. Doch das ist nicht so einfach: Wir fühlen uns beschämt, wenn wir beschämt wurden. Und dieses Gefühl ist schwer zu unterdrücken. Scham kann damit auch ein «Auslöser-Knopf» sein, durch den wir in alte Muster zurückfallen, weil wir uns beispielsweise wieder auf die Bedürfnisse anderer konzentrieren. Wir beschneiden damit Teile unserer Persönlichkeit, um uns selbst zu schützen.[51]

Denke dabei einmal an das Beispiel meiner Patientin Anja: Sie schämt sich für sich und ihren Körper und damit auch für ihr Essverhalten. Sie schämt sich, sich in der Öffentlichkeit mit Essen zu zeigen, und damit für ihre eigenen Bedürfnisse. Sie weiß, dass ihr Bedürfnis, Essen zu genießen, eine Schwäche darstellt, die dazu führt, dass sie stark übergewichtig ist. Somit denkt sie, sie müsse ihre Bedürfnisse in der Öffentlichkeit verstecken. Sie passt also ihre Handlungen an andere an. Sie beginnt vielleicht sogar, nur noch heimlich zu Hause zu essen. Dadurch fühlt sie sich zunehmend einsam und tritt damit ihr Bedürfnis nach Kontakt zu anderen Menschen mit Füßen. Doch das ist für sie immer noch erträglicher, als sich von den Blicken der anderen abgewertet zu fühlen. Essen hilft ihr, diese Gefühle zu unterdrücken. So nimmt sie immer weiter zu. Erkennst du den Kreislauf?

Um deine Scham abzulegen, musst du zu deinen Bedürfnissen stehen können. Leider gibt es bis heute keine angemessene Therapieform, die sich mit der Schamregulierung befasst. Jedoch kann man ein paar Dinge festhalten und versuchen, die Schamintensität zu reduzieren:

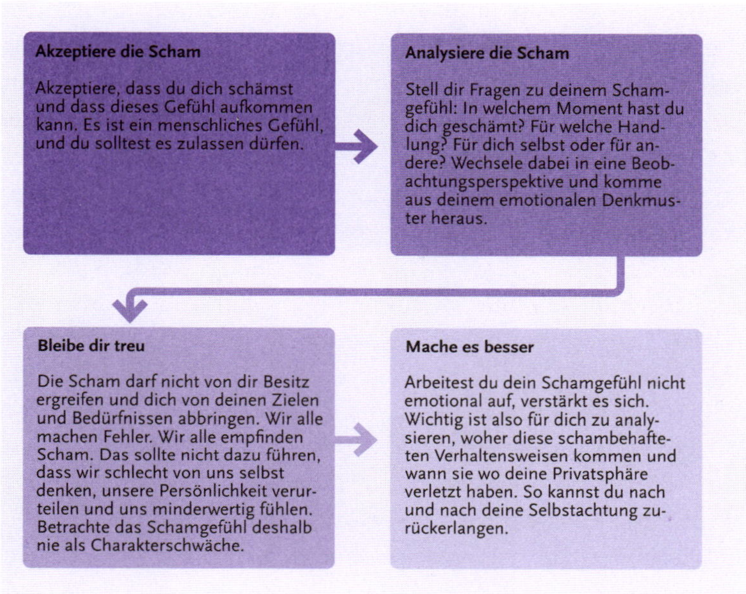

Prozess zur Schambewältigung

In einer Therapie oder einem Coaching versuche ich zusätzlich zu diesem Prozess, meine Patientinnen von ihrer eigenen Strenge zu entlasten, um sie davon abzubringen, sich selbst zu verurteilen. Dadurch relativiert sich gegebenenfalls auch die eine oder andere Idealvorstellung, und das schwächt den Perfektionismus ab. Ein besserer Umgang mit Scham kann dann eintreten, wenn die Patientinnen die Geheimhaltung ihrer Bedürfnisse aufgeben und angemessen mit ihnen umzugehen lernen.

Perfektionismus

Wie du gerade gesehen hast, hängt das Thema Perfektionismus in gewisser Hinsicht mit dem Thema Scham zusammen. Perfektionismus lässt sich nämlich auch als toxische Scham beschreiben. Wie du schon beim Esstyp der «Perfektionistin» sehen konntest, hat

Perfektion sehr viel mit Kontrolle und Planung zu tun. So glauben wir, dass wir das Risiko von Schuldzuweisungen, Verurteilungen und demnach auch Scham durch unseren Perfektionismus verringern können. Durch immer mehr Leistung versuchen wir immer weiter hervorzustechen, was starke Stimmungsschwankungen nach sich ziehen kann, weil uns die innere Stabilität fehlt. Wir müssen zwischen zwei Arten von Perfektionismus unterscheiden:

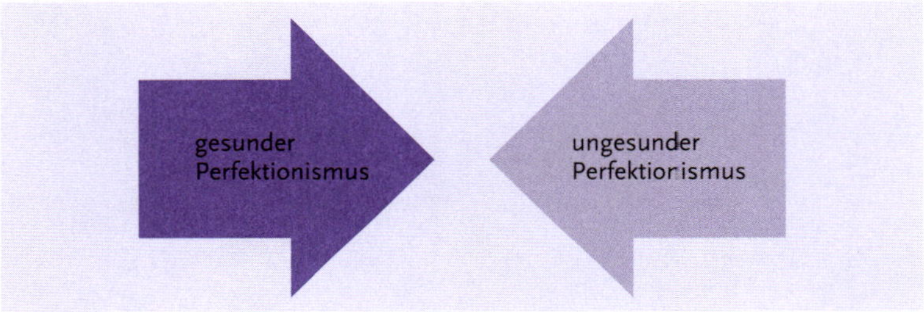

Die zwei Arten des Perfektionismus

Gesunder Perfektionismus bedeutet, dass du dich regelmäßig für bestimmte Dinge motivieren kannst. Du versuchst, dich immer weiter zu verbessern, gestattest dir aber auch Fehler auf dem Weg dahin. Du erlaubst dir also beispielsweise auch mal einen Essanfall (wenn du diesen überhaupt so benennst), ohne dich dafür gleich massiv zu verurteilen, und nutzt diesen eher, um etwas daraus zu lernen. So kannst du dein Verhalten gut reflektieren und akzeptierst es, wenn ein Tag mal nicht nach Wunsch verlaufen ist.

Ungesunder Perfektionismus kratzt hingegen an deinem Selbstwertgefühl. Du befürchtest, du könntest von deinem Umfeld nicht akzeptiert oder geliebt werden, wenn du keine perfekte Leistung ablieferst, oder hast Angst, an deinen eigenen Ansprüchen zu scheitern.

Um diesen Unterschied zu erkennen, kannst du mit dem IST-SOLL-Prinzip arbeiten. Ungesunde Perfektion ist das Missverhältnis zwischen IST und SOLL.[52] Dazu ein Beispiel:

SOLL +

beschreibt das, was du erreichen willst.

Beispiel: Du willst keine Chips vor dem Fernseher essen.

IST (MUSS) –

beschreibt dich mit deinen Bedürfnissen.

Beispiel: Dein IST zeigt dir, dass du gerne Chips isst, gerade dann, wenn du dich entspannen willst.

Missverhältnis zwischen IST und SOLL

Es gibt also ein Missverhältnis zwischen IST und SOLL. Für die meisten Menschen ist diese Spannung gut zu ertragen und hat keine Gedankenspirale und keinen inneren Druck zur Folge. Leidest du jedoch unter ungesundem Perfektionismus, so hast du ständig Angst, einen Fehler zu machen und dein Ziel nicht zu erreichen. Dein SOLL-Wert, der normalerweise ein Ansporn für dich sein soll, wird plötzlich zum MUSS. Ist dies bei dir der Fall, so solltest du versuchen, mehr Leichtigkeit in deinen Alltag zu bringen und dich so zu akzeptieren, wie du bist. Es ist völlig in Ordnung, wenn nicht jeder Tag zu 100 Prozent nach Plan verläuft. Die Abkehr vom emotionalen Essen und die damit verbundene Gewichtsabnahme brauchen Zeit. Akzeptiere auch solche Tage, an denen du mal in alte Muster verfällst, und mache danach einfach in deinem System weiter.

Exkurs: Orthorexie

Perfektionismus gibt es in vielen Bereichen des Lebens, so auch beim Essen. Ein Essverhalten, das nach extremer Perfektion strebt, hat mittlerweile sogar eine eigene Bezeichnung: Man spricht in dem Fall von Orthorexie. Orthorexia nervosa wurde erstmals 1997 von dem amerikanischen Arzt Steven Bratman als «übertriebene Beschäftigung mit einer gesunden Ernährung» definiert.[53] Orthorexia nervosa ist eine Störung, bei der man von (gesunder) Ernährung besessen und geradezu darauf fixiert ist.

Der Verband für Unabhängige Gesundheitsberatung erklärt das Krankheitsbild der Orthorexie wie folgt: «Ähnlich wie bei der Magersucht (Anorexia nervosa) und der Ess-Brechsucht (Bulimia nervosa) räumen die von Orthorexie Betroffenen dem Essen eine unangemessen hohe Stellung in ihrem Leben ein. Sie denken unentwegt über den gesundheitlichen Wert ihrer Speisen nach und schränken die Anzahl der erlaubten, vermeintlich ‹gesunden› Lebensmittel zunehmend ein. Verstoßen sie einmal gegen ihre eigenen Essregeln, empfinden sie Schuld- und Schamgefühle. Häufig ziehen sich die zwanghaften Gesundesser von sozialen Kontakten zurück oder werden ausgegrenzt, weil sie ihr Umfeld zu missionieren versuchen. Das gestörte Essverhalten entwickelt sich meist aus dem Wunsch, gesünder zu leben. Rigide Diäten bis hin zu Magersucht, die Fokussierung auf ‹gute› und ‹schlechte› Lebensmittel sowie Lebensmittelskandale können ebenso dazu beitragen, dass aus einer bewussten Ernährung ein übertriebener Fanatismus wird. Die gesundheitlichen Auswirkungen der Orthorexia nervosa sind zwar weniger bedrohlich als bei Mager- oder Ess-Brechsucht. Bei stark eingeschränkter Lebensmittelauswahl können jedoch Nährstoffmängel auftreten.»[54]

Ob es sich bei der Orthorexia nervosa tatsächlich um eine manifeste Essstörung handelt, wird derzeit noch diskutiert. Bisher fehlen verlässliche Diagnosekriterien und weitere wissenschaftliche Studien. In einem von Steven Bratman entwickelten Selbsttest lässt sich anhand von zehn Fragen überprüfen, ob man eventuell selbst von Orthorexie betroffen ist.

Als mögliche Ursache für die Ausbildung einer Orthorexia nervosa wird das Bedürfnis nach Kontrolle gesehen. Indem die Nahrungsaufnahme reglementiert wird, wird diese Kontrolle, die in anderen Lebensbereichen verloren gegangen ist, wiederhergestellt. So können Ängste und ein mangelndes Selbstwertgefühl kompensiert werden. Betroffen sind – ähnlich wie bei Anorexie – vor allem junge, meist gebildete Frauen.

Hochsensibilität

«Sei doch nicht immer so sensibel!» – Kennst du diesen Satz aus deinem Alltag? Emotionales Essen, Essstörungen oder auch Esssucht sind oft eng an Hochsensibilität geknüpft. Bist du hochsensibel, dann besitzt du eine viel feinere und detailliertere Wahrnehmung als andere Menschen. Deine Sinnesreize filtern viel mehr aus deiner Umgebung und dem Verhalten anderer Personen heraus, als normal ist. Der Filter deiner Wahrnehmung, der Unwichtiges von Wichtigem trennt, ist also durchlässiger. Dadurch nimmst du Eindrücke intensiver wahr und verarbeitest sie auch tiefer. Viele emotionale Esserinnen sind extrem feinfühlig, gerade wenn es um zwischenmenschliche Beziehungen geht.

Frauen, die diese Eigenschaften haben, zeigen meist auch ein hohes Verständnis für Komplexität und Zusammenhänge. Sie haben Dinge schon längst erfasst, eingeordnet und verstanden, wenn andere noch gar nichts wahrgenommen haben. Hier sind ein paar Merkmale für Hochsensibilität:

- Intensivere Wahrnehmung von Farben, Formen, Licht und Strukturen.
- Intensivere Wahrnehmung von Befindlichkeiten und der Gefühlslage anderer Personen.
- Ausgeprägtes Bedürfnis nach Harmonie.
- Starker Wunsch, Dinge immer zu verstehen und zu analysieren.
- Gute Intuition und gutes Bauchgefühl.
- Gute Vorstellungskraft und häufig intensive Träume.
- Hungergefühle können stark die eigene Befindlichkeit beeinflussen.

In Bezug auf emotionales Essverhalten lässt sich feststellen, dass Essanfälle bei hochsensiblen Frauen meist abends auftreten. Dann haben sie Zeit für sich selbst, und mit der Ruhe von außen werden die inneren Stimmen lauter. Erst wenn die Reize von außen nachlassen, ist also der Punkt gekommen, das am Tag Erlebte zu verarbeiten.

Knapp 15 bis 20 Prozent der Menschen werden als hochsensibel eingestuft.[55] Oftmals wird von Hochsensiblen der Konflikt zwischen Innen- und Außenwelt als ein Angriff auf sich selbst wahrgenommen. Reize von außen werden direkt persönlich genommen, ohne dass eine Reflexion stattfindet, ob diese Empfindungen wirklich eine Berechtigung haben. Alles wird ungefiltert an das Gehirn weitergegeben und löst Emotionen aus.

In meiner Praxis habe ich es oft mit Hochsensibilität zu tun. Hochsensible Frauen, die Konflikte mit anderen vermeiden und sich stark den Denkweisen und Erwartungen anderer anpassen, haben es in der Folge oft mit emotionalem Essen zu tun, weil sie feststellen, dass eine perfekte Anpassung auf Dauer nicht gelingen kann. Der Kampf gegen die störenden Selbstwahrnehmungen und die Anpassung an die anderen zieht irgendwann Konsequenzen nach sich, die sich auch in Essanfällen äußern können. Bei vielen Betroffenen kommen noch psychische Krankheiten, wie Depressionen oder körperliche Symptome, hinzu, die zum Beispiel durch einen zu hohen Cortisolspiegel ausgelöst werden können. Dazu gehören unter anderem auch Schlafstörungen.

Hier möchte ich noch einmal auf die Studie zu den Emotionen verweisen: Frauen wurden darin als zu emotional wahrgenommen, weil sie mit ihren Emotionen zu kontrolliert umgehen. Das passt sehr gut zur Hochsensibilität. Bis diese entdeckt wird, kann es oft lange dauern, da Frauen leider bis heute durch ihre «traditionelle» Rolle den Stempel der hohen Sensibilität aufgedrückt bekommen. Daher fallen sie auch in Bezug auf ihre Hochsensibilität meist kaum auf.[56] Doch viele Frauen merken irgendwann, dass sie sich selbst immer weniger spüren und immer schlechter für sich selbst sorgen können. Sie sind oft überfordert und überschreiten ständig die eigenen Grenzen. Dadurch kommen sie selbst zu kurz und haben das Nachsehen. Meist fällt das erst dann auf, wenn sich negative Seiten wie Reizbarkeit, Stimmungsschwankungen, Zickigkeit oder Verbitterung bemerkbar machen.

All diese Symptome stoßen auf wenig Gegenliebe in unserer Gesellschaft. Frauen, die zickig oder reizbar sind, geht man lieber aus dem Weg.

Stress

Zu einem der wohl populärsten Auslöser für emotionales Essen zählt der Stress. In meiner Emotional Eating Study beantworteten rund 89 Prozent der Frauen die Frage, ob sie sich selbst als Stressesserin bezeichnen würden, mit «Trifft voll und ganz zu» oder «Trifft eher zu».[57]

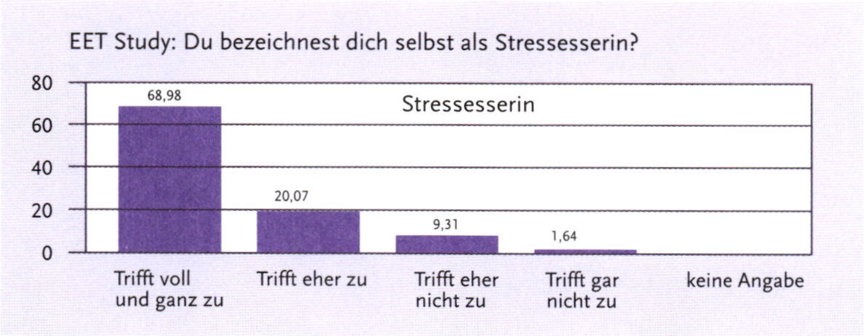

Emotional Eating Study – Stressessen (Angaben in Prozent)

Der Essanfall ist dann eine typische Reaktion darauf, dass die eigenen Gefühle beim Erleben von Stress nicht mehr kontrolliert werden können. Bei einer steigenden Stresswahrnehmung können diese Effekte immer weiter zunehmen. Das bedeutet, je länger und häufiger du gestresst bist, desto wahrscheinlicher ist es, dass deine Essanfälle sich verstärken.

Vielleicht sollten wir hier aber den Unterschied zwischen Stress und Stressoren einmal genauer betrachten. Stressoren lösen eine Stressreaktion in unserem Körper aus. Ein Stressor kann also alles sein, was du siehst, hörst, riechst, berührst, schmeckst oder dir vorstellst.[58] Stressoren wie Arbeit, Geld, Familie, Zeit, soziale Normen und Erwartungen oder Erfahrungen kommen dabei eher von außen und strömen auf dich ein. Stressoren, die von innen kommen, kennst du als Selbstkritik, Körperwahrnehmung, Identität, Erinnerungen oder Gedanken. Dazu hier noch mal eine Übersicht:

Stressoren aus der Umwelt	Stressoren gegen unsere Bedürfnisse	Stressoren durch hohe Ansprüche	Stressoren im sozialen Umfeld	Stressoren bei inneren Konflikten
• akute Gefahren • Überforderung durch äußerliche Reize	• Einschnitt in die eigenen Bedürfnisse und die Art, damit zu leben • Unterdrückung der eigenen Identität	• Hohe Anforderungen an sich selbst • geringe Eigenkontrolle • ständige Angst zu versagen	• Konflikte in der Familie • Mobbing • Probleme in der Beziehung • kein offener und klarer Austausch	• eigene Unsicherheit • Unzufriedenheit mit dem eigenen Körper • Unsicherheit in der Lebensplanung

Die 5 Gruppen der Stressoren

Du hast schon viele Stressoren in diesem Buch kennengelernt und dabei hoffentlich schon einige deiner persönlichen Stressoren identifizieren können. Dazu gehören sicherlich zu einem großen Teil verschiedene Alltagsbelastungen und damit auch die falsche Einschätzung von deren Intensität. Je mehr sich deine Umwelt in für dich wichtigen Bereichen verändert, desto mehr Stressoren können auftreten. Ändert sich also der gegenwärtige Zustand, zum Beispiel durch einen zwischenmenschlichen Konflikt, folgt daraus ein erhöhtes Verlangen nach Nahrung, um den Status quo wiederherzustellen. Stress, den du nicht abbauen kannst, kann chronisch werden und damit sehr belastend sein, weil du in einer bestimmten Stimmung oder Situation festsitzt.

Stress ist also die neurologische und physiologische Veränderung, die in deinem Körper abläuft, wenn du dich mit einem dieser Stressoren konfrontiert siehst. Er ist damit eine sogenannte «Anpassungsreaktion», die dir in diesem Moment hilft, die Situationen zu bewältigen. Gelangst du in eine Stresssituation, laufen in deinem Körper passende Reaktionen ab. Wie du gesehen hast, entstehen zuerst Gefühle im Körper, die dann als Signale ans Gehirn weitergegeben werden. Dies nennt man auch «Reiz-Reaktions-Modell». Dieses Modell veranschaulicht, wie der Körper vom Stress betroffen ist und welche gesundheitlichen Reaktionen sich daraus entwickeln können. Wenn du beim nächsten Mal in Stress kommst, fühle in dich hinein und beobachte, ob du die folgenden Phasen nachempfinden kannst[59]:

1. Phase, Schockphase: Dein Körper erkennt die Stresssituation und bereitet sich darauf vor, zu handeln: Nahezu alle Kreislauf- und Stoffwechselfunktionen werden schlagartig reduziert, um nicht unnötig Kraft zu verschwenden. Die hormonellen Ausschüttungen können in dieser Phase zu Denkblockaden führen – man handelt instinktiv, zum Nachdenken bleibt oft keine Zeit.

2. Phase, Alarmreaktion: Dein Organismus aktiviert sämtliche Reserven. Alle für die Abwehr der Gefahr wichtigen Organe sind ausreichend mit Sauerstoff und Glukose versorgt.

3. Phase, Widerstandsphase: Du setzt dich mit der Stresssituation auseinander. Bei der Bewältigung der Situation werden die bereitgestellten Energien verbraucht. In dieser Handlungs- und Abwehrphase baut dein Körper die Stresshormone ab. Es folgt die Erholungsphase, in der deine Erregung abklingt. Deine körperlichen Funktionen stellen sich wieder auf die Normallage ein.

4. Phase, Erschöpfung: Wird der Widerstand länger aufrechterhalten, werden weiterhin Stresshormone ausgeschüttet. Die andauernde Stresssituation kann sich zu einer stressbedingten Gesundheitsstörung entwickeln.

Stressoren überwinden und Stress bewältigen

Die Stressreaktionen, die du empfindest, sind perfekt an deine Umwelt angepasst. Auch deshalb, weil du vielleicht schon länger immer wieder Stress in verschiedenen Situationen ausgesetzt bist. Wenn du beispielsweise durch emotionales Essen einen Stressor ausschaltest, weil dir Essen in dieser Situation beim Abschwächen geholfen hat, so hast du fürs Erste den Stressreaktionszyklus beendet. Zumindest kurzfristig. Daher könnte man nun annehmen, dass Essen die Ursache des Stresses behebt und den Zyklus beendet. Aber wie du dir denken kannst, ist es so leider nicht. Sonst würden die Stresssituationen nicht immer wiederauftauchen und du nicht immer wieder zu Essen greifen müssen.

Der Stressor mag beseitigt sein, aber der Körper ist noch im Aktionsmodus. Erinnerst du dich noch an die Abbauzeiten von Adrenalin und Cortisol? Das Adrenalin ist schnell verpufft, aber das Cortisol braucht ein bis zwei Stunden, damit du dich wieder entspannen kannst. Dein Gehirn läuft also weiter im Stressmodus. Warum? Weil du nichts getan hast, was deinem Körper signalisiert, dass die «Gefahr» vorbei ist. Dein Körper steckt noch mitten in der Stressreaktion. Du bleibst dann in einem Zustand, in dem die Botenstoffe und Hormone zwar abnehmen, aber nie der Zustand von Entspannung eintritt. Das kennst du zum Beispiel auch von deinen Emotionen, die sich als schlechtes Gewissen zeigen, wenn du in einer Stressreaktion einen Essanfall hattest und diesen dann im Anschluss bereust.

Stress baut sich also sehr langsam ab. Während du mit deinen täglichen Stressoren jonglierst, muss dein Körper den Stress ebenfalls bewältigen. Du bemerkst dann vielleicht auch körperliche Symptome wie Schlafstörungen, einen erhöhten Blutdruck oder Herzrasen. Stress sorgt demnach auch für eine Abnutzung unserer Blutgefäße und erhöht damit das Risiko für Herzkrankheiten. Gerade in der Verbindung mit Übergewicht ein schlechter Cocktail.

Doch dieser Stresszyklus kann beendet werden. Da wir fast täglich Stress erleben, macht es Sinn, sich auch fast täglich mit der Stressreduktion zu befassen, gerade wenn du Stressesserin bist oder dich aufgrund von tief sitzenden Stressoren dauerhaft unter Druck fühlst. Das beste Mittel dazu sind Sport und Bewegung. Bewegung baut Cortisol und Adrenalin ab und hilft dir sogar bei deinem Gewichtsziel. Sport hilft dir, deine Gesundheit, deine Laune und deine Denkfähigkeit zu verbessern. Denn im Stress handeln wir emotional und nicht mehr auf der Sachebene. Wir denken nicht mehr nach. Wenn wir hingegen Stress abbauen, sind wir auch beim Essen handlungsfähiger und treffen bessere Entscheidungen. Körperliche Aktivität zeigt deinem Körper und deinem Gehirn, dass du den Stressor erfolgreich «überlebt» hast und sich das ganze System nun entspannen kann. Es ist immer noch die wirksamste Strategie, Stress abzubauen. Sport solltest du also immer machen.

Neben dem Sport gibt es noch weitere Möglichkeiten, gerade auch akuten Stress zu reduzieren:

Atmen: Tiefes langes Atmen fördert den Stressabbau.[60] Denn die meiste Zeit über atmen wir falsch, ohne es zu wissen. Besonders bei Stress oder Überforderung werden die Atemzüge kürzer und flacher. Dabei ist bewusstes Luftholen die einfachste Methode, um Stress abzubauen und sich zu entspannen. Atmen ist dann wirksam, wenn der Stresspegel nicht zu hoch ist. Es ist im Grunde einfach, und du kannst es überall machen: einatmen und dabei bis fünf zählen, dann ausatmen und dabei bis zehn zählen, dann wieder einatmen. Ob du das zwei oder zehn Minuten lang machst, bleibt dir überlassen.

Lächeln: Großartige Erlebnisse oder Erfolge zaubern uns ein Lächeln ins Gesicht, woraufhin Glückshormone ausgeschüttet werden. Doch das Ganze funktioniert auch andersherum: Wenn du 60 Sekunden am Stück bewusst lächelst, signalisieren die Lach-Muskeln deinem Gehirn gute Laune, was wiederum dafür sorgt, dass Glückshormone freigesetzt werden. Cortisol wird abgebaut, und dein Stress reduziert sich automatisch.

Zum Abschluss wollen wir uns einmal den übergeordneten Prozess der Stressbewältigung anschauen:

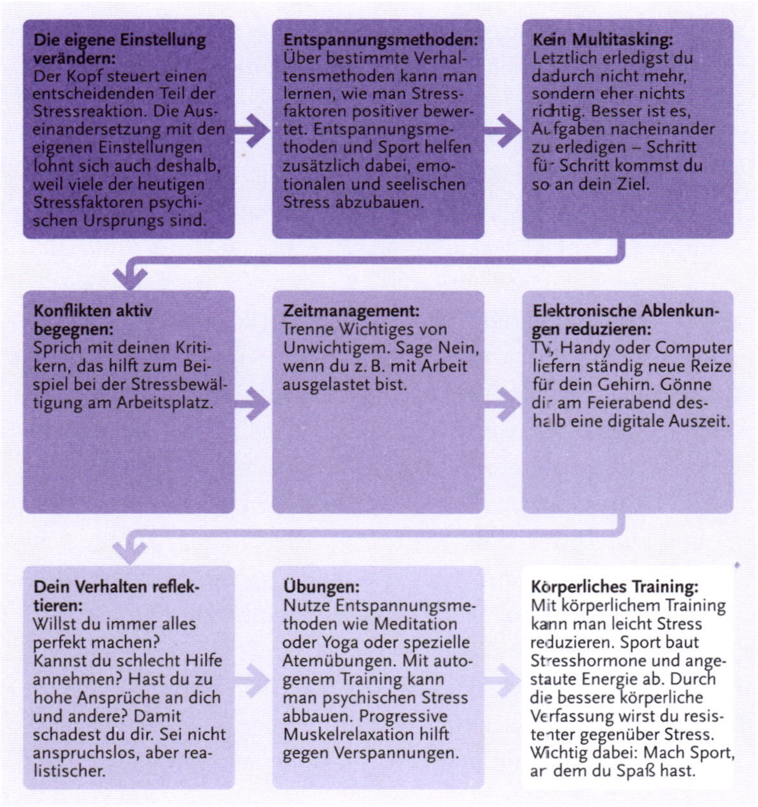

Prozess zum Stressabbau

Auf Stressfaktoren reagiert jeder Mensch anders. Daher gibt es auch nicht nur eine Antwort auf die Frage: «Wie kann ich Stress abbauen?» Manchmal reicht dir ein Moment an der frischen Luft, manchmal braucht es ein langes Telefonat mit der besten Freundin oder einen langen Spaziergang. Emotionalen Stress bewältigst du also, indem du dich spontan zu entspannen versuchst. Das geht zum Beispiel, indem du eine Pause einlegst und nichts tust. Lenke deine Wahrnehmung auf etwas komplett anderes und denke positiv. Nutze dazu deine positiven Glaubenssätze, die du schon formuliert hast.

Expertenbeitrag: Stress und Hormone als Leistungskiller – Dr. med. Golo Röhrken

Grundsätzlich lässt sich festhalten: Mentale und physiologische Faktoren verstärken sich gegenseitig und führen zu einem Zustand des «Ausgebranntseins», die Abgrenzung zur Depression oder dem Burnout ist dabei fließend, und all diese Zustände treten häufig parallel auf. Dabei äußert sich ein Stress-Syndrom über verschiedene Stadien der Belastung, die man abgrenzen sollte von gesund zu ungesund und krankhaft.

Ein Overload ist das erste Stadium und ein Prozess, der eigentlich vor allem anderen stattfindet. Eine Überlastung oder eine Auswirkung aus dem Ruhezustand ist zunächst der normale Anpassungsprozess. Problematisch wird es erst, wenn dieser Overload-Zustand über mehrere Tage anhält und weitere überschwellige Reize addiert werden. So entstehen Ermüdungssymptome: Mental und kognitiv fühlt man sich nicht mehr ganz frisch, man wird «moody», es läuft nicht mehr so richtig.

In dieser Phase, die man als «Progressive Overload» bezeichnet, leidet das Energielevel im Alltag, und oft nimmt auch die kognitive Performance ab. Man kann sich mental nicht mehr voll verausgaben, der Fokus fehlt, und die Konzentration lässt nach.

Es fehlt die «Spritzigkeit», und in den entscheidenden Momenten können wir gewünschte Leistungen nicht mehr abrufen. Dieser Zustand hält gegebenenfalls auch über Wochen oder sogar Monate an.

Gesundheitlich betrachtet reagiert das Hormonsystem mehr und mehr gestresst. Wir bilden immer mehr Cortisol, unser Stresshormon. Teilweise nehmen wir dadurch schlagartig ab, aber in den meisten Fällen eher zu. Es kommt zu einer Vermehrung des viszeralen Fettgewebes (VATs) aufgrund von vermehrtem Cortisol und dadurch resultierendem gestörtem Insulin-Stoffwechsel. Hierdurch leidet unser Fettstoffwechsel, andererseits aber auch die Gesundheit. Besonders bedenklich: Die Sexualhormone werden bei einer hohen Stressbelastung dramatisch reduziert. Dauerhafter Stress hat also einen starken Verbrauch an Sexualhormonen zur Folge, was diesen Teufelskreis weiter befeuert.

Keine Regeneration bedeutet: Verlust der Leistung und Krankheit

Bleibt der Stress bestehen, entstehen mehr und mehr kleine Entzündungsreaktionen, die sich akkumulieren und in einen systematischen Zustand übergehen, in dem der gesamte Körper betroffen ist.

Die Performance im Alltag leidet, zunächst schleichend, dann plötzlich massiv. Wir bekommen enorme Probleme, uns zu motivieren und generell morgens aus dem Bett zu kommen. Es äußern sich starke Gemütsschwankungen, von Euphorie bis zu Aggressivität und Traurigkeit. Das Einschlafverhalten wird schlechter, und wir wachen teilweise schweißgebadet auf oder bekommen immer öfter Heißhungerattacken. Grund hierfür ist der enorme Verbrauch von Antriebshormonen, vor allem Adrenalin und Noradrenalin, ausgehend von einer progressiv weiter zunehmenden Cortisol-Ausschüttung.

Hormone funktionieren in minimalen Konzentrationen (Änderungen im Nanogramm-Bereich). Hormone sind auf diese minimalen Änderungen angewiesen. Die Funktion von Hormonen fußt maßgeblich auf dem Mechanismus der minimalen Konzentrationsänderung. Sind Hormone dauerhaft erhöht, kommt es zu einer Ermüdung und langfristig zu einem Erliegen der Funktion.

Ebenso wird der Effekt von Cortisol mit der Zeit geringer. Es kommt zu einer Ermüdung der Stresshormon-Achse. Der Körper kann das Stresslevel nicht mehr aufrechterhalten. Hierdurch sinkt der Blutdruck. Der Gemütszustand und das allgemeine Energielevel werden massiv beeinträchtigt.

Die Sexualhormone sind fast nicht mehr nachweisbar, und teilweise geraten sogar die Schilddrüsen-Hormone aus dem Ruder. Die Folge?

Das gesamte Energiesystem fällt wie ein Kartenhaus zusammen. Dies hat profunde Auswirkungen auf so gut wie alle Strukturen und Funktionen des Organismus. Wir werden krank: Verletzungen, körperliche Schmerzen, Zyklus- und Libido-Verlust, EBV-, Herpes- und Deramatophyten-Infektionen sowie Depression sind nur einige Symptome. Dauerhafter Stress ist gefährlich und kann im besten Fall mit einer Rehabilitation von einem Jahr einhergehen, häufiger sind jedoch mehrere Jahre nötig, um die hormonelle Regulation wieder normal zu gewährleisten.

Es braucht Regeneration

Der Zustand des Overloads kann mit ausreichend Erholung und Regeneration von ein bis drei Wochen meist schnell behoben werden. Gute Ernährung, Schlaf und mentaler Abstand können hier Wunder bewirken und den Körper zurück in ein höheres Performance Level heben. Die Hormone regenerieren sich, und das Energielevel steigt.

Wenn der Stresszyklus beendet ist

Das Gefühl, das sich einstellt, wenn du den Stresszyklus beendet hast, ist dem entspannten Gefühl nach dem Essen ähnlich. Dein Körper zeigt es dir. Vorausgesetzt, du kannst dich wahrnehmen. Du bemerkst vielleicht eine Veränderung in deiner Stimme, deiner geistigen Verfassung, und eine tiefere Atmung stellt sich ein. Vielleicht geht auch dein Puls runter. Deine Muskeln entspannen sich. Falls du diese Dinge nicht wahrnehmen kannst, frage dich in einer solchen Situation einfach aktiv: «Wie fühle ich mich jetzt?»

Beschreibe deine Gefühle in der Stresssituation und danach. Stellst du einen Unterschied fest? Es ist nicht schlimm, wenn es eine gewisse Zeit dauert, bis du diesen Unterschied wahrnehmen kannst. Das braucht Übung. Gerade dann, wenn du viele Jahre, vielleicht sogar dein ganzes Leben, an deiner Wut und deinem Ärger festgehalten hast. Da hat sich vielleicht eine Menge aufgestaut. Wichtig ist, wahrzunehmen, dass du dich schrittweise besser fühlst. Du spürst, dass sich in deinem Körper etwas verändert und du innerlich Frieden findest. Vielleicht kannst du dies auch mit der Bewertung auf der Stressskala machen.

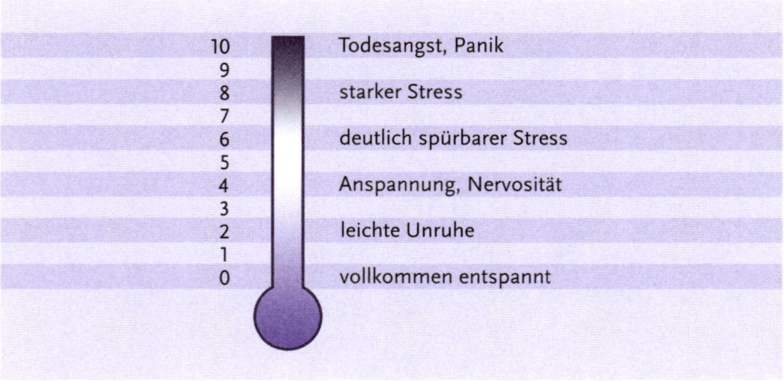

Die Stressskala

Diese Zehn-Punkte-Skala lässt sich leicht und ohne Vorkenntnisse einsetzen. Während die Null für totale Entspannung und innere Ruhe steht, bedeutet die Zehn einen Zustand von Panik und Todesangst.

Frage dich nun morgens beim Aufstehen, ob du gestresst oder entspannt bist. Bist du total gelassen, gibst du dir eine Null auf der Stressskala. Bist du schon gereizt oder gestresst, weil du zum Beispiel eine unruhige Nacht hattest oder es dir vor dem Arbeitstag graut, gibst du dir den Wert, der dir passend erscheint – vielleicht eine Drei (leichte Nervosität) oder eine Fünf (spürbarer Stress). Bist du in heller Panik, weil du verschlafen hast, könnte eine Sieben passen. Notiere die Uhrzeit und den Wert. Dein aktuelles Stresslevel legst du je nach Bedarf mehrmals am Tag fest. Es ist nicht nötig, dass du das in exakten Abständen wiederholst, aber dein entspanntester und dein stressigster Moment des Tages sollten dabei sein. Am Ende des Tages überträgst du deine Notizen in dein Tagebuch, sodass du aus den Werten hinterher ein Diagramm erstellen kannst. Deine persönliche Stresskurve für diesen Tag könnte dann beispielsweise so aussehen:

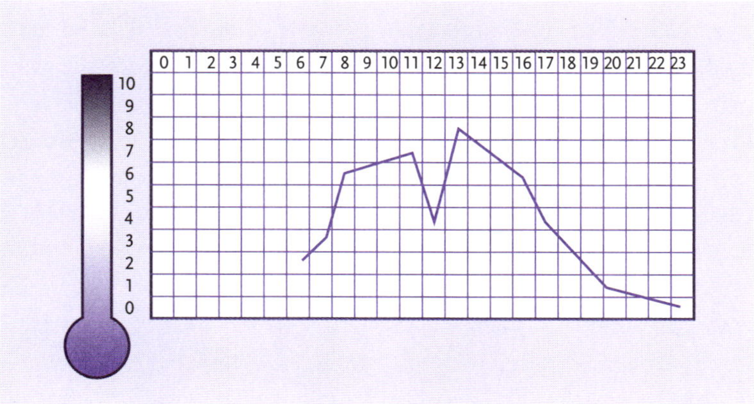

Die persönliche Stresskurve

Führst du diese Notizen über einige Zeit fort, kannst du ein ausgezeichnetes Bild darüber erhalten, wann du hauptsächlich gestresst bist und wann nicht, wo deine Stresshöhepunkte und wo deine entspanntesten Phasen liegen. So entsteht mit der Zeit ein Stresstagebuch, aus dem du wichtige Aufschlüsse über deine Stressursachen in Verbindung mit deinem Essverhalten erlangen kannst.

Depression

Leider muss ich immer wieder feststellen, dass eine Essstörung oder auch das emotionale Essverhalten mit einer Form der Depression oder einer Vorstufe davon zusammenhängt. Einige meiner Patientinnen beschreiben ihren Zustand mit Einsamkeitsgefühlen, Kraftlosigkeit und innerer Leere, gepaart mit einer gewissen Form der Traurigkeit. Sie haben das Gefühl, niemandem mehr gerecht zu werden, und dieses Gefühl scheint sie von innen heraus aufzufressen. Hierbei unterscheide ich selbstverständlich zwischen bereits Erkrankten (also Patientinnen mit einer Depression als Diagnose) und weniger direkt oder noch nicht Erkrankten. Letztere stehen vielleicht gerade erst am Übergang zu einer Depression, und dieser Unterschied ist von erheblicher Bedeutung. Nur weil man sich einsam fühlt oder gerade eine «schwere Phase» durchmacht, ist man noch lange nicht depressiv. Daher sollte man genau hinschauen, denn hier kann der Schlüssel zur Behandlung liegen. Aktuelle Erhebungen zeigen, dass – je nach Grad der Depression – zwischen 31 Prozent und 97 Prozent der Frauen mit einer Essstörung von Depressionen betroffen sind.[61] Man unterscheidet zwischen leichter, mittelgradiger und schwerer Depression, wobei der Schweregrad von der Anzahl der Haupt- und Nebensymptome abhängt. Während man von einer «leichten» depressiven Episode spricht, wenn zwei Haupt- und zwei Nebensymptome mehr als zwei Wochen andauern, kennzeichnen zwei Haupt- und drei bis vier Nebensymptome eine mittelgradige Depression und drei Haupt- und vier oder mehr Nebensymptome eine schwere Depression.[62]

Nun fragst du dich sicher, welches die Hauptsymptome und welches die Nebensymptome sind, oder? Hier kommt die Klassifikation:

- Die wichtigsten Merkmale einer Depression und damit ihre Hauptsymptome sind eine gedrückte, depressive Stimmung, Interessenverlust und Freudlosigkeit sowie Antriebsmangel und Ermüdbarkeit.
- Zu den Nebensymptomen einer Depression gehören eine verminderte Konzentration und Aufmerksamkeit, ein vermindertes Selbstwertgefühl und Selbstvertrauen, Gefühle von Schuld und Wertlosigkeit, übertriebene Zukunftsängste oder «Schwarzsehen», Suizidgedanken oder -versuche, Selbstverletzungen sowie Schlafstörungen.

Bei der Einschätzung sollte nicht nur auf deinen derzeitigen Gemütszustand geschaut, sondern auch der Verlauf der letzten Wochen betrachtet werden.

Meist besteht zuerst die Essstörung, bevor es zu einer Depression kommt. Es ist also wichtig, den Grad der Depression genau einzuschätzen, denn bei einer Depression haben wir es mehr oder minder mit psychischen und körperlichen Reaktionen auf unterschiedliche Mangelerscheinungen und Stresssituationen zu tun.[63]

Depressionen werden durch eine Vielzahl verschiedener Faktoren ausgelöst, die sich teilweise auch gegenseitig beeinflussen. Aus diesem Grund versuche ich gerade beim Thema emotionales Essen auch immer, den Körper und den Geist als ein Gesamtsystem zu sehen, denn nur so kann man das Essverhalten und die damit verbundenen Krankheiten und Symptome behandeln. Aus diesem Grund muss auch nicht jede Form der Depression mit Medikamenten behandelt werden. Dies gilt nur für schwere und schwerste Depressionen und dann aus meiner Sicht auch nur für bestimmte Perioden, um gesundheitliche Folgeschäden zu vermeiden. Die Behandlung einer Depression in Verbindung mit einer Essstörung oder mit emotionalem Essverhalten sollte eher mit einer erweiterten Version der Verhaltenstherapie oder wie in meiner Praxis mit der

Emotional-Eating-Methode erfolgen. Depressionen sind sehr vielseitig und individuell. Die Emotional-Eating-Methode kann dir helfen, einer Depression auf die Spur zu kommen, ersetzt aber keine Therapie oder einen Austausch mit einem Experten oder einer Expertin.

Die häufigsten Ursachen für eine Depression

Bevor wir passende Gegenmaßnahmen einleiten können, müssen wir jedoch erst die Ursachen für eine mögliche Depression herausfinden. Ursachen für eine Depression können zum Beispiel negatives Denken, Ängste, traumatische Erfahrungen oder falsche Glaubenssätze sein. Auch Nebenwirkungen von Medikamenten, chronische Entzündungen, zu wenig Bewegung und ein schlechter Stoffwechsel durch schlechte Ernährung oder Nahrungsmittelunverträglichkeiten können Auslöser für Depressionen sein.

Über die Auswirkungen von negativen Gedanken haben wir schon ausführlich gesprochen. Um negative Erlebnisse oder Ereignisse schneller zu verarbeiten und diese als weniger schlimm zu betrachten, kann man diese mental «umdeuten». Dies nennt man in der Psychologie «Reframing». Die Bedeutung, die ein Ereignis, eine Aussage oder ein Verhalten hat, hängt immer vom Kontext, also vom Rahmen, ab, in den wir es hineinstellen. Reframing bedeutet, einen neuen Rahmen zu konstruieren und damit dem Ganzen eine neue Bedeutung zu geben. Wird ein Problem reframt, dann bekommt dasselbe Ereignis eine neue Bedeutung: Neue Reaktionen und neues Verhalten werden möglich. Wir nehmen also eine neue Perspektive ein oder interpretieren etwas neu.[64] Dazu hier ein paar einfache Beispiele:

Negativ: Das habe ich noch nie gemacht.
Positiv: Endlich eine Chance, etwas Neues auszuprobieren.

Negativ: Ich bin zu faul, ein neues Essverhalten umzusetzen.
Positiv: Ich habe es bislang noch nicht geschafft, das neue Essverhalten in meinen Tagesablauf zu integrieren. Aber ich werde noch mal meine Prioritäten prüfen.

Negativ: Für gesunde Ernährung fehlt mir die Zeit.
Positiv: Ich schaue mal, wie ich mir genügend Zeit freiräumen kann.

Wie bei der Umformulierung der negativen Glaubenssätze kannst du also auch versuchen, negative Gedanken aus einem positiveren Blickwinkel zu betrachten. Erwischst du dich beim nächsten Mal bei einem negativen Denkansatz oder auch einer negativen Bewertung dir gegenüber, versuche direkt, es in deinem Kopf umzuformulieren. So bleibst du auch in negativen Situationen handlungsfähig und behältst die Kontrolle. Wenn du dich durchgehend auf negative Gedanken fokussierst, so trainierst du dein Gehirn darauf, nur diese Dinge wahrzunehmen. Das bedeutet, du trainierst dich immer mehr selbst darauf, nur das Negative in allem zu sehen. Du gibst dich dann auf Dauer mit immer weniger zufrieden und kommst nicht ins Handeln, da du es bereits in Gedanken als aussichtslos bewertest. Daher solltest du das Reframing nutzen, um nicht jeweils im ersten Impuls auf dein negatives Bewerten zurückzugreifen. Sonst wird dein Gehirn nur nach negativen Dingen filtern und diese bewusster wahrnehmen als die positiven.

In meiner Praxis treffe ich meist auf zwei Patiententypen. Die eine Gruppe sind die Patientinnen, bei denen der Leidensdruck so groß geworden ist, dass sie sich deshalb Hilfe suchen. Die andere Patientinnen-Gruppe hat sich große Ziele gesetzt und braucht Unterstützung bei der Umsetzung. Entweder ist der Schmerz bei den Patientinnen also so groß geworden, dass sie einfach etwas verändern müssen, oder das gesetzte Ziel ist so erstrebenswert, dass sie nicht anders können, als alles dafür zu tun, dieses zu erreichen. Bei Männern ist dies übrigens oft anders. Männer kommen erst dann in meine Praxis, wenn der Arzt ihnen aus gesundheitlichen Gründen oder wegen steigenden Übergewichts eine Ernährungsberatung ans Herz gelegt hat. Es zeigen sich dann zwar die gleichen Muster wie bei meinen Patientinnen, aber die Intention kommt von außen.

Patientinnen der ersten Gruppe zeigen deutlich öfter Anzeichen für eine Depression oder haben bereits eine Depression ausgebildet. Die Fokussierung auf ein Ziel und die Aktivierung der intrinsischen Motivation, die bei der zweiten Patientinnen-Gruppe zu sehen ist, können also durchaus ein wirksamer Schutz gegen eine Depression sein. Hierbei ist es wichtig, dass du neben dem Ziel, das du dir steckst, immer auch das System im Auge hast, nach dem du vorgehen willst, denn sonst werden deine Ziele immer höhergeschraubt, und das ist ebenso schädlich, wie gar keine Ziele zu haben. Du solltest in kleinen Schritten vorgehen und auch die kleinen Erfolge entsprechend feiern und dich selbst wertschätzen.

Unsere Psyche hat immer die Aufgabe, uns bestmöglich zu schützen. Wenn wir die verschiedenen Signale immerzu ignorieren, verschafft sich unser Unterbewusstsein einen Weg an die Oberfläche, damit wir endlich auf es hören. Das sind dann die Symptome, die wir auch innerhalb der Depression spüren können. Diese Symptome werden oft auch als «psychosomatisch» bezeichnet. Bei psychosomatischen Erkrankungen können zum Beispiel seelische Belastungen, Lebenskrisen oder traumatische Erfahrungen körperliche Beschwerden auslösen und / oder verstärken.[65]

Wie du also siehst, gibt es viele Faktoren, die eine Depression begünstigen oder verursachen können. Erst wenn du deine persönlichen Auslöser identifizierst, kannst du dafür sorgen, dass es dir schon bald besser geht.

Hast du das Gefühl, in eine Depression zu rutschen oder gar schon in einer solchen festzustecken, suche dir auf jeden Fall professionelle Hilfe. Dazu nenne ich auch am Ende des Buches einige Webseiten und Hilfsangebote. Zudem gilt auch hier: Kontaktiere mich, wenn du dich dazu austauschen willst oder fachliche Hilfe brauchst.

Exkurs: Psychosomatische Erkrankungen

Wenn sich der Körper mit der Seele nicht im Gleichgewicht befindet, kommt es zu Warnsignalen und damit zu körperlichen Reaktionen. Die Symptome können vielfältig sein und reichen von

Magen-Darm-Problemen bis hin zu Schmerzsymptomen ohne organische Ursache. Bei etwa einem Drittel aller Patienten finden Ärzte keine körperliche Ursache für die Beschwerden.[66] Und doch leiden die Betroffenen unter Symptomen, deren Ursachen zuerst einmal nicht auf der Hand liegen.

Manche Patientinnen und Patienten haben ein Druckgefühl oder Stiche in der Brust, andere leiden unter Sodbrennen, Durchfall oder Verstopfung, wieder andere werden von Schmerzen im Rücken, in Armen und Beinen, in den Muskeln oder im Kopf geplagt, oder sie sind chronisch erschöpft und ausgelaugt. Auch Schwindelgefühle, Schweißausbrüche, Störungen der Blasenfunktion und Sexualstörungen gehören zu den sogenannten «somatoformen Störungen» – auch psychosomatische Erkrankungen genannt –, für die sich häufig keine körperliche Ursache oder Erklärung finden lässt. Im schlimmsten Fall kann ein Patient mit Atemnot, Schweißausbruch und Herzrasen in der Notaufnahme landen, mit den klassischen Symptomen eines Herzinfarkts. Und auch hierfür können psychische Probleme der Auslöser sein. Psychosomatische Beschwerden treten bei rund fünf bis zehn Prozent der Bevölkerung auf.

Menschen mit solchen Leiden haben oft eine lange Reise durch die unterschiedlichsten Arztpraxen hinter sich und ergebnislos zahlreiche Diagnoseverfahren durchlaufen. Zu den Beschwerden kommt bei vielen die Angst, es könnte sich um eine schlimme, vielleicht seltene Krankheit handeln, die bislang übersehen wurde. Studien zeigen, dass es bis zu sieben Jahre dauert, bevor Störungen als somatoform erkannt werden und die Patienten in psychotherapeutische Behandlung überwiesen werden.

Doch wie entstehen somatoforme Krankheiten eigentlich? Chronische Anspannung, Überforderung, dauernde Angst, Gefühle von Hilflosigkeit und Einsamkeit führen zu unterschiedlichen körperlichen Reaktionen. Sie belasten zum Beispiel den Stoffwechsel, das Immunsystem und die Organe, stören den Schlaf und führen zu einer Verkrampfung der Muskulatur. Halten die Belastungssituationen und die darauf erfolgenden organischen Reaktionen über längere Zeit an, können dauerhafte Schmerzen und andere körperliche Symptome daraus entstehen. Für die Betroffenen führen diese Beschwerden meist zu noch größerem Stress, der wiederum die Symptome verschlimmern kann, wodurch letztendlich ein Teufelskreis entsteht.

Studien zeigen, dass das Gefühl von Einsamkeit und sozialer Isolation beispielsweise das Risiko von Herzkrankheiten, Schlaganfall, Bluthochdruck, Lungenkrankheiten, Übergewicht, Diabetes und Krebserkrankungen erhöht. Zudem spielen sich emotionale Konflikte, Kränkungen, Schuld- und Verlustängste häufig im Verborgenen ab. Wir nehmen sie nicht bewusst wahr oder verdrängen sie, weil die Auseinandersetzung mit ihnen schmerzhaft ist. Körperliche Krankheiten dienen dann der Psyche als Abwehrmechanismus, um sehr schmerzhafte Wahrheiten nicht ins Bewusstsein kommen zu lassen. Risikofaktoren wie eine belastende Kindheit oder eine Traumatisierung können das Entstehen begünstigen. Innere Unzufriedenheit, Ärger und Traurigkeit können sie verursachen, ebenso Ängste, Unsicherheiten und Einsamkeit. Dazu kommt in der Regel ein aktueller Auslöser oder eine akute Krise.

In der Psychotherapie geht man davon aus, dass psychosomatische Krankheiten für die betroffene Person auch einen psychischen Nutzen haben können. Wer sich zum Beispiel im tiefsten Herzen damit quält, einem anderen Menschen einen Schaden zugefügt zu haben, findet es unbewusst vielleicht richtig, körperlich leiden zu müssen: So kann die Schuld vermeintlich abgetragen werden. Eine Psychotherapie trägt dazu bei, die psychische Ursache der Beschwerden herauszufinden und eine Lösung zu erarbeiten.

Somatoforme Krankheiten neigen dazu, sich zu verselbstständigen und zu verschlimmern. Je früher man sie angeht, umso besser sind sie zu therapieren. Das Wichtigste aber ist, zu verstehen, dass eine somatoforme Störung kein Zeichen von persönlicher Schwäche, sondern ein Hilferuf deiner Seele ist – und dass es Menschen gibt, die dir bei deren Bewältigung helfen können.

Expertenbeitrag: Die Darm-Hirn-Achse – Simone Kumhofer

Haben unsere Darmbakterien Einfluss auf unsere Stimmung?

Redewendungen wie «Schmetterlinge im Bauch» oder «etwas schlägt einem auf den Magen» sind aus unserem täglichen Sprachgebrauch kaum wegzudenken, sind sie doch wunderbare metaphorische Beschreibungen unserer Gefühle. Ist es jedoch Zufall, dass diese Gefühlsmetaphern so häufig in Kombination mit unserer Körpermitte, dem Bauch, zu tun haben?

Lange galt unser Darm als reines Verdauungsorgan. Doch mittlerweile wissen wir sehr gut, dass er eine weit größere Bedeutung hat, als im Laufe unseres Lebens etwa 30 Tonnen Nahrung zu verarbeiten. Als zentraler Dreh- und Angelpunkt bildet er den Hauptsitz unseres Immunsystems und schützt uns somit nicht nur vor Krankheiten, sondern ist auch für unsere Stimmung und mentale Leistungsfähigkeit maßgeblich verantwortlich. Die sogenannte Darm-Hirn-Achse beschreibt die enge Verbindung und den intensiven Austausch von Informationen bidirektional zwischen dem Darm und dem Gehirn. Beide sind lebenswichtige Organe. Damit wir also gut «funktionieren» und uns gesund und wohlfühlen, müssen die Aktivitäten der beiden perfekt finegetuned sein. Wenn ein Problem bei einem der Organe auftritt, kann oft auch das andere Organ davon betroffen sein. Zum besseren Verständnis der Darm-Hirn-Achse müssen wir auch wissen, wie die beiden miteinander kommunizieren, nämlich über Hormone, Nerven, Immunbotenstoffe und mikrobielle Botenstoffe. Ein zentrales Element der Kommunikation zwischen Darm und Hirn ist das Nervensystem. Im Verdauungstrakt befinden sich circa 100 Millionen Nervenzellen. Das sind 4- bis 5-mal so viele Nervenzellen wie im Rückenmark. Der wesentliche Weg erfolgt über Nervenverbindungen im Rückenmark, ein weiterer über den Nervus vagus, der vom Hirnstamm zum Verdauungsapparat verläuft und an vielen Regulationsvorgängen im Darmtrakt beteiligt ist.

Die wissenschaftliche Evidenz, die einen engen Zusammenhang zwischen Stress, Emotion, Stimmung und Gedächtnis belegt, ist umfangreich und eindeutig. Ständig erhöhte Spiegel von Stresshormonen wie Cortisol haben einen negativen Einfluss auf bestimmte Gehirnregionen, die für Lernen und Gedächtnis wichtig sind, und aktivieren zusätzlich Bereiche, die auf die Emotions- und Stimmungslage entscheidenden Einfluss haben. Mittlerweile ist auch erwiesen, dass permanenter Stress im Darm zu großflächigen Entzündungen führt und somit Auswirkungen auf die Barrierefunktion des Darms, auf die Produktion von Hormonen und anderen Botenstoffen hat. Viele unserer «guten» Darmbakterien sterben ab, und Giftstoffe und Allergene gelangen in die Blutbahn. Dies führt zu neurotoxischen Effekten, die möglicherweise einen wesentlichen Einfluss auf die Entstehung von Demenz und Alzheimer haben können. Man weiß, dass viele Signalwege im Körper durch die Bakterien im Darm beeinflusst werden. So auch das Immunsystem, unser Stoffwechsel oder psychische Reaktionen. Forscher vermuten, dass der Stoffwechsel unserer Bakterien das Gleichgewicht von Botenstoffen wie Noradrenalin, Dopamin oder Serotonin stören könnte. Man erkannte, dass ganz bestimmte Bakterienspezies den Serotoninhaushalt stören und so die Gesundheit unserer Psyche negativ beeinträchtigen. Denn unsere Darmbakterien sind wichtige Bausteine für Neurotransmitter wie Serotonin, Dopamin und GABA, die alle einen wesentlichen Einfluss auf unsere Stimmung haben.

Kommt es zu einem Ungleichgewicht – also einer Disbalance in der Zusammensetzung deiner Darmbakterien –, kann das die

Produktion bzw. die Umwandlung in wichtige Neurotransmitter negativ beeinflussen.

So ist etwa das Bakterium Bifidobacterium infantis an der Tryptophan-Synthese beteiligt, Grundbaustein für das Hormon Serotonin. Über 95 Prozent des Tryptophans werden in deiner Darmschleimhaut und nicht, wie häufig fälschlich angenommen, in deinem Gehirn produziert.

Serotonin ist einerseits ein wichtiger hemmender Neurotransmitter, aber auch Vorstufe für Melatonin – besser bekannt als DAS Schlafhormon –, den Gegenspieler des Cortisols, und es spielt bei vielen anderen Erkrankungen eine zentrale Rolle. Serotonin regt die Peristaltik des Darms an und steuert dort in erheblichem Ausmaß die Funktionsfähigkeit der Schleimhaut und damit die Resorption von Nährstoffen. Es wirkt über das zentrale Nervensystem entspannend, stimmungsaufhellend, schlafregulierend, angstlösend, antidepressiv und hat positiven Einfluss auf die Lern- und Merkfähigkeit sowie auf weitere kognitive Fähigkeiten. Auch die Steuerung unseres Appetits ist von Serotonin abhängig. Ein Mangel kann Heißhunger auslösen und im schlimmsten Fall zu Essstörungen führen. Adipositas, Depressionen, Ängstlichkeit, Schlafstörungen und Migräne korrelieren ebenfalls mit einem niedrigen Serotoninlevel.

Eine weitere Hauptfunktion deiner Darmflora – heute auch Mikrobiom genannt (Gesamtheit aller Mikroorganismen wie Bakterien, Archaeen, Viren, Pilze und Protozoen im Darm) – stellt die Verstoffwechselung der für den Körper sonst unverdaulichen Nahrungskomponenten, wie etwa resistente Stärke, dar. Diese «unverdaulichen» Ballaststoffe werden von den Bakterien in unserem Dickdarm verarbeitet, und somit entstehen wichtige Stoffwechselprodukte (Metabolite), die wiederum dem Körper zur Verfügung gestellt werden. Zu diesen Metaboliten gehören unter anderem kurzkettige Fettsäuren (short chain fatty acids; SCFA), die über die Darmwand zum einen mit Zellen des Immunsystems kommunizieren und zum anderen über die Blutbahn ebenfalls Einfluss auf das Gehirn nehmen können. Diese SCFAs, wie etwa die Buttersäure, Essigsäure oder Propionsäure, wirken antientzündlich in unserem Immunsystem und dienen der Energiebereitstellung im Gehirn. Hier zeigt sich gut, dass wir einen wesentlichen positiven Einfluss auf unsere Darm-Hirn-Achse nehmen können, zum Beispiel über unsere Nahrung. Eine sogenannte psychobiotische Ernährung soll die Bakterien fördern, die unserem Gehirn guttun. Diese Bakterien werden auch als Psychobiotika bezeichnet. Mit einer psychobiotischen Ernährung förderst du eine gesunde Balance deines Mikrobioms. Gemüse, Obst und ballaststoffreiche Getreidesorten stehen ganz oben auf dem Speiseplan. Nüsse, Körner, Samen, gesunde Fette und fermentierte Lebensmittel sollten wir am besten täglich zu uns nehmen. Süßigkeiten eher selten, denn gerade Zucker füttert Bakterien, die entzündliche Prozesse fördern. Auch Fleisch und Eier sollten nur in geringen Maßen gegessen werden. Ausreichend zu trinken – im Idealfall Wasser oder ungesüßten Kräutertee – hat ebenso einen positiven Einfluss.

Neben einer ausgewogenen Ernährung spielt der Lifestyle eine entscheidende Rolle für deine Gesundheit, so auch in Bezug auf eine intakte Darm-Hirn-Achse. Ausreichend Schlaf, die Vermeidung von Stress und viel Bewegung an der frischen Luft sind wesentliche Einflussfaktoren für ein ausgeglichenes Mikrobiom und somit die Basis deiner mentalen Leistungsfähigkeit und psychischen Gesundheit.

Die Methoden-Checkliste – Die Psyche im Fokus

In diesem Kapitel hast du viel über die Psychologie hinter deinem Essverhalten gelernt. Dabei haben wir den Fokus auf deine Glaubenssätze, die Psychologie der Emotionen und Gefühle und dein emotionales Konto gelegt – alles Varianten deiner Stressoren. Ich habe dir gezeigt, wie es zu einem Flow-Erlebnis kommt, und habe dir weitere Multiplikatoren für das emotionale Essen vorgestellt. Nun kennst du die Zusammenhänge zu Themen wie Scham, Perfektionismus, Hochsensibilität, Stress und Depressionen. Nachdem du in Kapitel 2 die «Basis-Arbeit» in Bezug auf deine körperlichen Prozesse gemacht hast, kommen wir nun zur Methoden-Checkliste für deine Psyche. Das Thema «Psyche» ist nicht ganz einfach und immer individuell zu betrachten. Die folgenden Prozesse sollen dich leiten, um bewusst auf dich zu schauen und deine Emotionen und Gefühle wahrzunehmen:

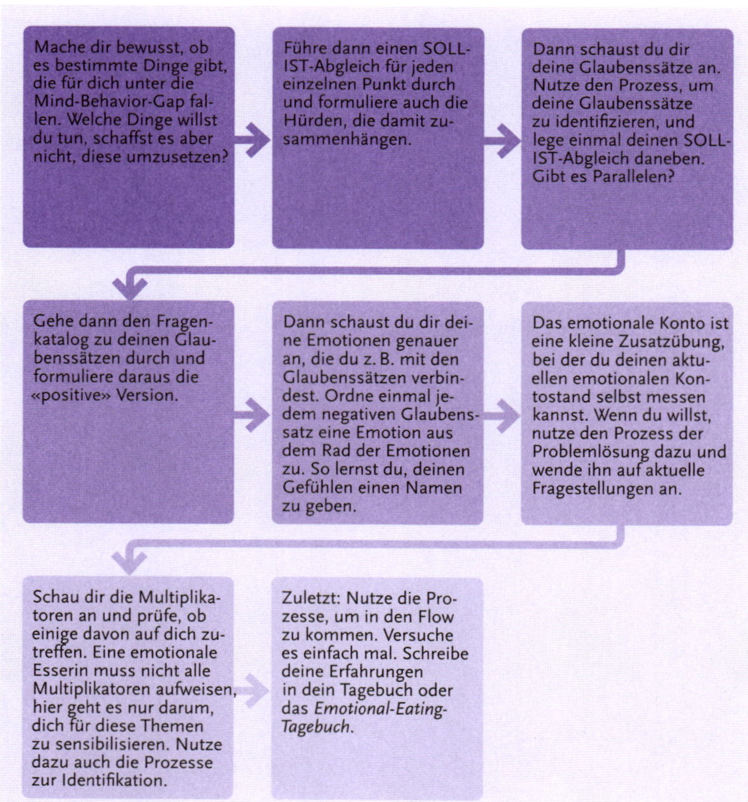

Prozess-Checkliste – Die Psyche im Fokus

Der Prozess des Stressabbaus ist dabei maßgeblich für deinen Erfolg. Stressabbau bedeutet auch immer eine Reduzierung oder Abschwächung deiner Stressoren. Wenn du den Prozess für den Stressabbau nutzt, ziehe dabei auch immer die Liste mit deinen stressauslösenden Faktoren hinzu. Dann hast du gleich zwei Dinge in einem für dich bearbeitet. Stress ist normal und auch nicht immer vermeidbar, die Frage ist, wie du damit umzugehen lernst. Im *Emotional-Eating-Tagebuch* kannst du übrigens deinen täglichen Stresspegel messen. Wenn du dort über mehrere Tage merkst, dass dein Stressempfinden steigt, kannst du rechtzeitig gegensteuern. Nutze dafür das Stresssystem, das ich dir vorgestellt habe. Mach es dabei nicht zu kompliziert, dein Bauchgefühl ist hier entscheidend.

Im folgenden Kapitel soll es nun darum gehen, wie du dein Essverhalten nachhaltig verbessern kannst. Dafür zeige ich dir, wie du die Emotional-Eating-Methode gezielt einsetzen und die bisher angesprochenen Methodenbausteine zu einem Gesamtkonzept zusammenfügen kannst, das in deinem Alltag funktioniert. Dabei arbeite ich ganz bewusst auch mit visuellen Darstellungen und Vorlagen, die du direkt nutzen kannst. Du kannst dir die Vorlagen einfach aus dem Buch kopieren und hast dann jeweils mehrere Versuche, diese auszufüllen.

Bist du bereit, loszulegen?

KAPITEL 4

Die Emotional-Eating-Methode – Dein persönlicher Methodenkoffer

Grundlagen für die Emotional-Eating-Methode

Wie man die Erkenntnisse aus diesem Buch für sich nutzt und erfolgreich anwendet

In diesem Kapitel geht es nun darum, deine persönliche Emotional-Eating-Methode zu definieren und diese im Alltag zu nutzen. Du wirst auf den kommenden Seiten Methoden finden, die du noch nicht aus den vorherigen Kapiteln kennst. Diese habe ich dir im Ablaufdiagramm mit NEU markiert. Sie ergänzen die Methodenbausteine, die ich dir schon vorgestellt habe, sodass du deine Vorarbeit direkt nutzen und mit den neuen Bausteinen kombinieren kannst. Das Ablaufdiagramm wird dir zeigen, wie sich die einzelnen Bausteine zu einem Gesamtbild zusammensetzen. Du entscheidest, welche Methode für dich passend ist. So entsteht dein persönlicher «Methodenkoffer», den du dann für dich abspeichern und bei Bedarf immer wieder aus der Tasche ziehen kannst.

Innerhalb des Ablaufdiagramms kannst du jeweils die Bausteine für dich abhaken, die du schon bearbeitet hast oder im Laufe der nächsten Zeit bearbeiten wirst. Ich habe die Schritte, die du auf keinen Fall für deine Emotional-Eating-Methode auslassen solltest, im Diagramm in dunklem Violett hinterlegt. Diese Schritte bilden die Basis, um dein Essverhalten ändern zu können – ohne sie geht es nicht. Jene Schritte und Bausteine, die du optional nutzen kannst, wenn es dir hilfreich erscheint, sind im Diagramm in hellem Violett hinterlegt.

Beginnen wir mit Schritt 1:

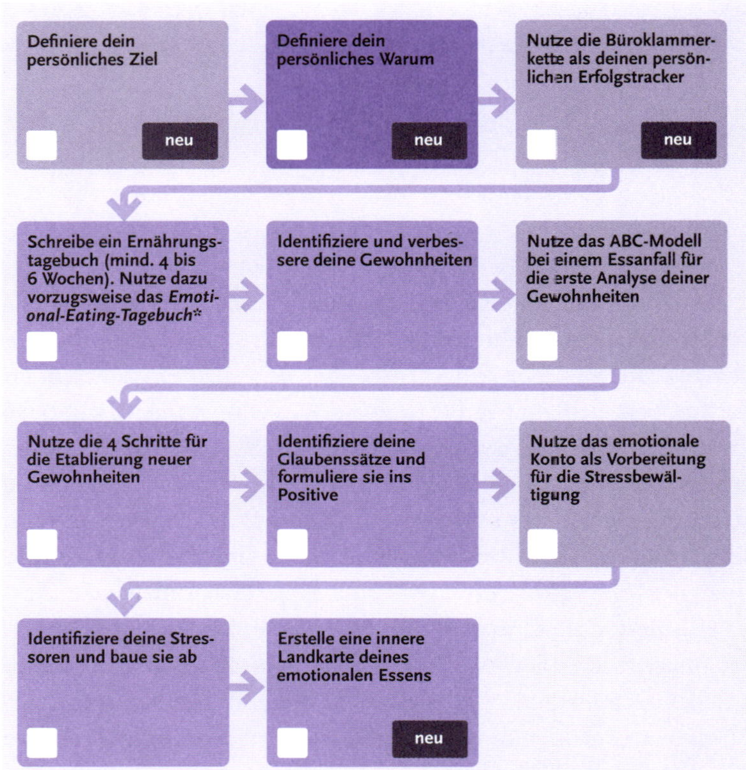

* In dieser Phase kannst du aber schon mit der Emotional-Eating-Methode weiterarbeiten

Ablaufdiagramm Emotional-Eating-Methode

Die Frage nach dem persönlichen Warum

Wir haben schon viel über Ziele gesprochen und wie wichtig ein gut ausgearbeitetes System ist, um diese zu erreichen. Ziele sind immer schnell formuliert, aber spannend wird es, wenn es um die Frage nach dem WARUM geht. Wir alle haben bestimmte Ziele, können aber oft die Frage, warum wir diese für uns definiert haben, nicht beantworten. Aus meiner Sicht liegt daher die wahre Kraft nicht im

Ziel selbst, sondern in dem dahinterstehenden Warum. Die Frage, die du in diesem Schritt beantworten musst, ist: Warum verfolge ich das Ziel, das ich habe?

Wie ich bereits erwähnt habe, sind fast alle Diätformen darauf ausgelegt, dass du scheiterst. Die Konzepte funktionieren nur wenige Wochen lang, oder der Erfolg wird vom Kauf bestimmter Produkte und Leistungen abhängig gemacht. Aus diesem Grund haben wir eine weitere Diät bereits aus unserem Masterplan gestrichen. Je länger du schon mit deinem Übergewicht oder auch deinem emotionalen Essverhalten zu tun hast, desto wichtiger wird es für dich, dein Warum zu kennen, denn je länger sich dein Essverhalten als Gewohnheit etabliert hat, desto größer sind die Hürden und damit die Herausforderungen, die du zu bewältigen hast. Bei der Definition deiner Ziele ist es wichtig, nicht zu kurzfristig zu denken, denn sonst gibst du nach dem ersten Erfolg auf. Das passiert beispielsweise, wenn du dein Ziel an ein bestimmtes Datum koppelst, zum Beispiel an eine Hochzeit, einen Geburtstag oder einen sportlichen Termin.

Die Frage nach dem Warum ist deshalb so wichtig, weil sie tief mit deinem Selbstwert und deinem Selbstbild verbunden ist. Sie erfüllt ein tiefes Bedürfnis und ist damit auch immer langfristig. So kann beispielsweise ein extremer Antrieb, eine schlanke Figur zu erreichen, aus Selbstzweifeln, Minderwertigkeitskomplexen oder der Hoffnung auf Aufmerksamkeit und Anerkennung entstehen. In diesem Fall können zwar auch tolle Ergebnisse in der körperlichen Transformation erzielt werden, aber die Leistungen sind hier immer getrieben von extremer Unzufriedenheit. Die Menschen, die so vorgehen, sind meist weder glücklich noch zufrieden.

Nun könntest du natürlich sagen: «Ja, das bin ich doch auch nicht. Was bringt es dann?» Die Unzufriedenheit ist das eine, aber sich in eine neue Sucht, wie zum Beispiel eine Sportsucht, oder in eine radikale Diät zu stürzen, wird dich langfristig nicht von deinem inneren Druck befreien. Denn selbst wenn du deinen Zielzustand erreicht hast, wirst du weiterhin einen inneren Druck haben, also zum Beispiel den Druck, nicht wieder zuzunehmen.

Das Warum, das ich mit dir entwickeln will, hat hingegen das Ziel, den Anfang für einen Lebensweg zu setzen, mit dem du dich für immer von diesem Druck entlasten kannst. Es geht also um eine mentale und nicht um eine körperliche Veränderung. Dabei gibt es natürlich nicht nur ein Warum. Es kann mehrere Gründe geben, aus denen du dein Ziel verfolgst. Daher bitte ich dich nun, deine Warums aufzuschreiben. Ziel ist es, etwa zehn Warums zu definieren. Ja, zehn Stück! Es ist wichtig, dass du dir die Zeit nimmst, denn diese Liste wird später zu deinem Mantra und zeigt dir in schweren Situationen, warum du diesen Weg eingeschlagen hast.

Halte dich bei der Formulierung an die folgenden Punkte:

Du tust es für dich selbst und nicht für andere!

- Wenn du dich zu sehr auf die Anerkennung von außen fokussierst, wirst du früher oder später enttäuscht, weil es immer Menschen geben wird, die etwas an dir nicht mögen. So denkst du immer wieder, dass du nicht gut genug bist.
- Wenn du es für andere machst, zeigt das nur, wie schlecht dein Selbstwert ist.
- Formuliere dein Warum, ohne dass es dabei um andere Menschen oder um Anerkennung geht.

Das Warum braucht eine große emotionale Bedeutung!

- Denn nur so kann es eine große Wirkung entfalten.
- Und nur so kann es dein Leben langfristig verbessern.

Das Warum sollte langfristig angelegt sein!

- Es stimmt: Langfristige Motivationen sind schwerer zu verfolgen als terminierte Ziele.
- Aber: Nur bei langfristigen Gründen kannst du neue Gewohnheiten schaffen und etablieren.

Grundlagen für die Definition deines Warums

Gar nicht so einfach, oder? Deshalb wirst du Zeit brauchen, um dir dazu Gedanken zu machen. Investiere täglich fünf Minuten deiner Freizeit in die Entwicklung deiner Warums. Das kannst du auch auf dem Weg zur Arbeit, in der Bahn oder bei der Hausarbeit tun. Die Hintergründe des Warums zu erforschen, diese zu akzeptieren und vielleicht auch mit deiner Umwelt zu teilen, erfordert Mut. Du musst raus aus deiner Komfortzone. Doch hast du diese Aufgabe einmal gemeistert, so hast du auch die nötige Motivation und den Biss, am Ball zu bleiben. Das Warum gibt dir die Richtung für dein späteres System vor. Du wirst feststellen, dass deine Umwelt, deine Erfahrungen und die Erziehung einen eigenen Filter geformt und damit dein Warum und deine Ziele vielleicht verschoben haben. Wichtig ist es für dich, zu verstehen, dass der Filter in deinem Kopf neu programmiert werden kann. Denn das Problem ist, dass du zwar auch bisher zu einer Person mit weniger Gewicht werden wolltest, du aber keinen mentalen Switch vorgenommen hast. Wenn du dich nicht auf eine neue Identität einlassen kannst, wirst du keine Änderung erzielen. Wir werden also dafür sorgen, dass du mit der auf dich zugeschnittenen Emotional-Eating-Methode täglich neue positive Erfahrungen erlebst und damit eine neue Brille für dein Leben aufsetzen kannst. So entstehen auf Dauer neue Sichtweisen und Gewohnheiten, und damit erlangst du schließlich auch dein neues Gewicht.

Hier ein Beispiel, wie du deinen Warums näher kommen kannst. Nehmen wir an, dein Ziel ist es, abzunehmen. Dann solltest du dich fragen, welches Warum dahintersteht. Also:

- **Warum** will ich abnehmen?
  - Weil ich mich zu dick fühle.
    - **Warum** fühle ich mich zu dick?
      - Weil ich mich vor dem Spiegel nicht ästhetisch finde.
        - **Warum** finde ich mich nicht ästhetisch?
          - Eine schlanke Figur oder ein definierter Körper wird mehr bewundert und gilt als Zeichen von Disziplin.
            - **Warum** ist die Anerkennung von außen für mich wichtig?
              - …

So kannst du deine ersten Thesen immer weiter aufbrechen und an den Kern deines Warums vordringen. Dann stellst du fest, was wirklich hinter deinem Ziel steckt und ob du dieses gegebenenfalls anders formulieren musst, weil du beispielsweise viel zu stark von außen beeinflusst bist und der Antrieb nicht aus dir selbst kommt. Mache dir wirklich Gedanken dazu und nutze die zuvor genannten Grundlagen für die Formulierung.

Also, nun bist du dran. Definiere deine **WARUM**s:

1. ____________________

2. ____________________

3. ____________________

4. ____________________

5. ____________________

6. ____________________

7. ____________________

8. ____________________

9. ____________________

10. ____________________

Dazu noch folgender Hinweis: Lass dich nicht unter Druck setzen, ein bestimmtes Gewicht zu einem bestimmten Zeitpunkt erreichen zu müssen. Du solltest dich immer darauf konzentrieren, Tag für Tag Dinge zu tun, die notwendig sind, um dein emotionales Essen zu verbessern. Alles, was du zum Abnehmen tun musst, ist konstant das zu verfolgen, was deinem persönlichen System und der Emotional-Eating-Methode entspricht. Dazu musst du es dir selbst wert sein. Sei dir selbst ein guter Sparringspartner, und sei für dich selbst da. Achte ab sofort darauf, dass du gut mit dir umgehst. Sich selbst Druck zu machen oder sich zu beschimpfen, hilft nicht weiter und wird dich nur tiefer in das Loch stürzen lassen, aus dem du gerade versuchst, herauszuklettern.

Dich selbst wieder anzunehmen und zu lieben, sollte eines deiner Ziele oder auch eines deiner Warums sein. Du solltest immer das Beste für dich wollen und Dinge tun, die deinen Bedürfnissen entsprechen, ohne dass du dafür zu Essen greifen musst. In den kommenden Wochen und Monaten, in denen du mit der Emotional-Eating-Methode arbeitest, kommst du an erster Stelle, nicht die anderen. Du kannst nur für andere da sein, wenn es dir selbst gutgeht. Wenn du etwas verändern willst, dann musst du auch etwas ändern. Wenn du dein eigenes Spiegelbild nicht sehen willst, musst du an deinen aktuellen Glaubenssätzen und an deinen Wertvorstellungen arbeiten. Willst du ein paar Kilos loswerden, musst du dafür neue Dinge in dein Leben lassen. Es gibt keinen Grund mehr, zu warten. Denk in Lösungen und nicht in Problemen und versuche nicht immer, einen Schuldigen zu finden, damit du dich für kurze Zeit besser fühlen kannst. Das löst deine Probleme nicht. Konzentriere dich auf die Dinge, die du aktiv beeinflussen kannst. Investiere Arbeit in dich selbst und höre auf, nur von Dingen zu träumen. Verantwortung für dich selbst zu übernehmen, kann im ersten Moment anstrengend und schmerzend sein, da du dir eingestehen musst, was du jahrelang verdrängt hast. Die Opferrolle fühlt sich vielleicht für eine Weile gut an, da du Mitleid erhältst und keine Schuldgefühle haben musst. Doch damit entmachtest du dich nur selbst. Du selbst hast dein Gewicht und dein Essverhalten in der Hand – keiner sonst steckt dir das Essen in den Mund. Die Zeit im Alltag für dich selbst scheint immer zu wenig oder gar nicht vorhanden zu sein, aber du musst sie dir nehmen. Wenn du sagst, dass du keine Zeit hast, dich um dich selbst zu kümmern, dann hast du dir selbst nicht die geforderte Priorität zugestanden. Diese Ausrede gilt ab sofort nicht mehr. Du sabotierst dich sonst nur weiter selbst.

Viele Frauen, die zu mir kommen, haben sich beim Abnehmen bisher folgendermaßen verhalten: Sie sind aus ihrer Komfortzone herausgetreten, kamen dann aber mit den Konsequenzen nicht zurecht und haben eine Kehrtwende gemacht. Zurück in die Sicherheit, zurück in die Komfortzone, zurück in das alte Leben, wo zwar nicht alles zufriedenstellend war, aber zumindest eingespielt und sicher.

Hinter der Komfortzone kommt erst mal die Schmerzzone. Das kann ich dir aus eigener Erfahrung sagen, denn so war es bei mir auch, als ich wieder mit dem Sport begonnen habe. Ganz sicher hätte ich nicht von über 100 auf 63 Kilogramm abgenommen, zehn Ironman-Mitteldistanzen und zwei Langdistanzen absolvieren und mich für zwei Ironman-70.3-Weltmeisterschaften qualifizieren können, wenn ich immer nur gemütliche fünf Kilometer um die Alster in Hamburg geschlichen wäre. Das Training kostete Schweiß, Blut und Tränen und war oft alles andere als leicht oder angenehm. Nur weil ich drangeblieben bin, konnte ich mich so schnell derartig verbessern. Ich bin mental stark geworden – und das kannst du auch. Die mentale Stärke hast du bereits in dir, doch du erreichst sie nur, wenn du aus deiner Komfortzone kommst und in die Wachstumsphase übergehst. Meist wird es erst schlimmer, bevor es besser wird, aber Abkürzungen bringen nichts. Die Emotional-Eating-Methode bringt dich ans Ziel. Du musst sie nur nutzen.

Exkurs: Die Verhaltenstherapie bei Essstörungen

Du hast vielleicht schon erkannt, dass die Emotional-Eating-Methode anders ist als die klassischen Therapiemethoden. Sie beinhaltet einzelne Teilschritte, die in dieser Form in einer klassischen Verhaltenstherapie (kurz auch VT genannt) so nicht kombiniert werden oder gar nicht vorkommen. Ich möchte dir hier trotzdem einen kleinen Einblick geben, was dich in einer klassischen Verhaltenstherapie bei Essstörungen erwarten würde, denn die Verhaltenstherapie hat in jedem Fall ihre Berechtigung und erzielt mitunter sehr gute Erfolge. Das gilt gerade dann, wenn es um die Behandlung klassischer Essstörungen geht. Da Essstörungen viele verschiedene Ursachen haben und sich auf unterschiedliche Lebensbereiche auswirken, ist fast immer eine Begleitung durch mehrere Berufsgruppen notwendig. Dabei decken verschiedene Experten unterschiedliche fachliche Aufgaben ab, wie zum Beispiel die Bereiche Psychologie, Allgemeinmedizin oder Ernährungsberatung, zudem ist meist die ärztliche Begleitung durch einen Internisten oder Hausarzt notwendig. Hier werden die medizinischen Komplikationen der Essstörung beobachtet und behandelt.

Die Ziele der Verhaltenstherapie sind die Behandlung der Essstörungssymptome (wie Erbrechen, Hungern, Essanfälle) und psychischer Beschwerden (zum Beispiel Selbstwertprobleme). Studien haben gezeigt, dass die kognitive Verhaltenstherapie sowie eine tiefenpsychologisch fundierte Psychotherapie eine gute Wirksamkeit bei der Behandlung von Magersucht, Bulimie und Binge Eating haben.[67]

In einer speziell auf Essstörungen abgestimmten Ernährungstherapie wird zudem Wissen über eine ausreichende Mahlzeitenstruktur und normale Portionsgrößen vermittelt.

Gerade wenn die Essstörung bereits länger besteht, kann eine sozialpädagogische Begleitung sinnvoll sein, die zum Beispiel dabei hilft, soziale Isolation zu überwinden.

Die klassische kognitive Verhaltenstherapie besteht dann darin, systematisch die Selbstbeobachtung auszubilden, die gebraucht wird, um der krankmachenden kognitiven Verzerrung aus eigener Kraft gegensteuern zu können. Ziele der Therapie sind die Einführung in eine regelmäßige Ernährung, eine Reduktion der Essanfälle sowie eine Veränderung der mentalen Einstellung zu den Themen Essen, Gewicht und Figur. Zudem versucht man, psychische Faktoren oder Störungen zu reduzieren und so letztendlich eine Gewichtsreduktion herbeizuführen.

Die Verhaltenstherapie kann dazu noch mit anderen Methoden, wie beispielsweise der Schematherapie, kombiniert werden, die besonders für Personen mit schweren Persönlichkeitsstörungen hilfreich sein kann. Bei allen Methoden geht es zunächst darum, die Essanfälle zu reduzieren, erst in einem zweiten Schritt wird das Gewicht angegangen.

Die Entscheidung, ob eine Therapie bei dir sinnvoll ist, kannst du mit deinem Arzt, deinem Ernährungsberater oder noch besser mit einem Therapeuten genauer besprechen. Wichtig ist, dass der Impuls dazu von dir selbst kommt. Auch hier brauchst du Zeit und die Unterstützung von Familie und Freunden. Such immer professionellen Rat und besprich deine Möglichkeiten.

Die Emotional-Eating-Methode

Wie man Veränderungen herbeiführt

Bevor du etwas ändern kannst, musst du zunächst verstehen, was du tust. Dazu ist deine Selbstbeobachtung enorm wichtig, die auch einen großen Raum in der Emotional-Eating-Methode einnimmt. Oft besteht unsere wahre Motivation darin, eine bequeme Lösung zu finden. Energie ist kostbar, und das Gehirn ist darauf programmiert, sie einzusparen, wann immer es möglich ist. Es liegt also in unserer Natur, dem Gesetz der geringsten Anstrengung zu folgen. Je mehr Energie ein Vorhaben benötigt, desto unwahrscheinlicher ist es, dass du es umsetzen wirst. Deshalb müssen die Veränderungen in kleinen Schritten passieren und einfach konstruiert sein. Um Veränderungen herbeizuführen, solltest du bei der Emotional-Eating-Methode die Schritte so wählen, dass du es in jeder Situation so einfach wie möglich hast, neue Gewohnheiten umzusetzen, um an dein Ziel zu kommen. Das bedeutet, deine neuen Gewohnheiten sollten so einfach sein, dass du sie auch dann umsetzt, wenn du einmal keine Lust dazu hast. Nur so kannst du langfristig dabeibleiben. Es kommt also darauf an, dass die neuen Gewohnheiten gut in deinen Alltag passen. Du kannst aktiv beeinflussen, was dich behindert oder was nicht. Hier gilt: Jeder überflüssige Aufwand, der nichts zu deinem Ziel oder deinem System beiträgt, wird beseitigt.

Zusätzlich empfehle ich dir einen einfachen Trick, der auch bei mir sehr gut funktioniert hat: Unterbrich dein System niemals für mehr als einen Tag. Wenn es mal an einem Tag nicht funktioniert mit der Emotional-Eating-Methode, ist das kein Problem, doch dann musst du in deinem System weitermachen. Lass es nicht zweimal hintereinander abreißen. Dazu machst du Folgendes: Kaufe dir eine Kiste mit roten und grünen Büroklammern. An jedem Tag, an dem du es schaffst, dich an dein System und deine neuen Gewohnheiten zu halten, nimmst du eine grüne Büroklammer und heftest sie an die nächste. An dem Tag, an dem du einen Aussetzer hattest, nimmst du eine rote. Hänge diese Kette sichtbar auf. Auf eine rote Büroklammer sollte immer eine grüne folgen!

Das bedeutet: Wenn du ungesund gegessen hast, sollte sich immer eine gesunde Mahlzeit anschließen. Du musst nicht perfekt sein, aber du solltest zwei Ausrutscher hintereinander vermeiden. Sobald eine Serie endet, beginnst du mit einer neuen. Einmal aussetzen ist ein Versehen, beim zweiten Mal beginnt eine neue Gewohnheit. Die Unterbrechung ist also nicht so dramatisch, wenn du danach sofort wieder in deinem System weitermachst.

Dazu solltest du ein Tagebuch über deine Essgewohnheiten führen. Denn sobald du dein Essverhalten beobachtest, läuft es nicht unkontrolliert ab, sondern du beginnst wieder, die Kontrolle zu übernehmen.

Das Emotional-Eating-Tagebuch

Mit dem *Emotional-Eating-Tagebuch* hast du die Möglichkeit, dein Essverhalten über drei Monate zu dokumentieren und dabei genau zu analysieren, warum du isst, wenn du keinen Hunger hast. Du wirst lernen, dich wieder mehr auf dich selbst zu konzentrieren, und erkennen, wie es sich anfühlt, entspannter mit dir und deinem Körper umzugehen.

Oftmals wissen wir am Ende eines Tages gar nicht mehr so genau, was wir alles gegessen haben. Nutze das Tagebuch für deine täglichen Essensnotizen. Zum Beispiel in der Bahn, in kleinen Pausen oder am Abend kannst du so immer schnell deinen Tag reflektieren und dir jederzeit Notizen machen. Hier geht es wie gesagt nicht um Kalorienzählen oder darum, dein Essen genau abzuwiegen, sondern du sollst ein Gefühl bekommen, welche Mengen du zu welchen Uhrzeiten isst. Daraus lassen sich erste Muster erkennen. Das Tagebuch leitet dich mit gezielten Fragen an, die es dir leichter machen, deine Essensmuster selbst zu analysieren.

Das *Emotional-Eating-Tagebuch* wird dir vor allem auch dabei helfen, deine Emotionen festzuhalten. So kannst du dich leichter selbst reflektieren und ein Fazit für deinen Tag ziehen. Du fragst dich also zum Beispiel: «Wann beginnen Heißhunger und Essanfälle?», «Wie fühle ich mich danach?», «Welche Befriedigung erhoffe ich mir durch das Essen?». Schreibe alles auf, was dir relevant erscheint, und zwar am besten direkt, wenn diese Gedanken und Gefühle auftreten. Dazu findest du im Tagebuch die passenden Vorlagen, hast aber auch Platz für eigene Notizen.

Das *Emotional-Eating-Tagebuch* ist so ausgelegt, dass es dich über die nächsten drei Monate begleiten wird. Du hast also zwölf Wochen, in denen du lernst, dein Essverhalten genauer zu beobachten. Das Tagebuch ist wochenweise strukturiert, am besten startest du also an einem Montag, denn so kannst du das Layout optimal nutzen. Um dein Essverhalten neu zu programmieren, musst du dir neue Routinen schaffen. Dabei hilft es, sich immer wieder die gleichen Fragen zu stellen. Es gibt also Kernfragen zu deinem Verhalten und zu deinen Emotionen, die du jede Woche beantworten solltest. Je stärker du das Tagebuch als Routine in deinen Alltag einbaust, desto mehr Raum schaffst du für dich selbst.

Du kannst in das Tagebuch neben deinem Essverhalten auch gesundheitliche Parameter wie deinen Schlaf, deinen Stresslevel oder auch deine körperlichen Symptome notieren. Natürlich wird dir das Tagebuch auch dabei helfen, deine tägliche Ernährung zu verbessern. An den einzelnen Tagen kannst du dir ansehen, was du jeweils gegessen hast, und dich im Anschluss fragen, was du noch besser machen kannst. Diese Erkenntnisse überträgst du dann in die Zusammenfassung. Nach jeder Woche folgt ein «Wochencheck», bei dem du Essensmuster feststellen und analysieren kannst, indem du Emotionen mit deinem Essverhalten in Verbindung bringst. Der Check wird dir zudem helfen, die Woche mit einem guten Gefühl zu beenden, indem du darüber nachdenkst, was dich glücklich macht, ohne dass du dazu essen musst. Dies ist ganz entscheidend, denn diese Tools und Ideen kannst du später im Tausch gegen dein bisheriges Essverhalten nutzen. Außerdem lernst du im Wochencheck, immer mehr gesunde Dinge in deine Ernährung einzubauen.

Im letzten Schritt kommen dann deine persönlichen Ziele für die neue Woche dran. Hier besteht die Kunst darin, in kleinen Schritten voranzugehen, um dich nicht neuem Druck auszusetzen, der dich wieder in einen Essanfall führt. Das *Emotional-Eating-Tagebuch* ist aus der Arbeit mit meinen Patientinnen entstanden und kann ein guter Baustein für das Umsetzen der Emotional-Eating-Methode sein. Ich würde mich freuen, wenn du es nutzt und es dich weiterbringt.

Patientenbeitrag: Erfahrungen mit dem Emotional-Eating-Tagebuch – *Anja Höft*

Ich habe seit meiner Kindheit ein schwieriges Verhältnis zu Essen und meinem Gewicht, was darin begründet ist, dass ich als Kind übergewichtig war und über die Jahre bis ins Erwachsenenalter immer wieder Diäten gemacht habe, die aber nie nachhaltig waren. Ich habe gefühlt jede Crash-Diät mitgenommen, die im Trend war, und mein Gewicht war damit immer wieder Schwankungen ausgesetzt, ohne dass ich das Gefühl hatte, die Kontrolle über das zu haben, was da geschieht. Immer wieder habe ich mir gewünscht, schlanker zu sein und mich wohlerzufühlen. Eine kleinere Zahl auf der Waage war immer mit einem höheren Selbstwertgefühl verbunden. Dann fand ich mit 25 zum Sport, ein erster Hebel, um den Wohlfühlfaktor zu erhöhen und mir etwas Gutes zu tun. Aber meine Ernährung war für mich weiterhin ein Buch mit sieben Siegeln. Ich wusste weder etwas über Makronährstoffe, noch traf ich eine gesunde Lebensmittelauswahl. Irgendwann hat das Ausmaß meiner sportlichen Aktivität zu- und schließlich überhandgenommen, begleitet von Essanfällen und erneuten Gewichtsschwankungen. Ich habe nicht wahrhaben wollen, dass ich emotional esse und dass ich damit versuche, andere Dinge zu kompensieren, die dahinterstecken, wie Stress, Trauer, Wut oder Müdigkeit. Es begann ein Teufelskreis aus Essanfällen, Selbstverurteilung und Sport zur Kompensation. Nach einer sportbedingten Verletzung zog ich die Reißleine und wandte mich an einen Coach, die Balance in mein Training brachte und mir auf den Weg half, hinter mein Essverhalten und meine Gewohnheiten zu schauen.

Auf der Suche nach Literatur rund um das Thema emotionales Essen bin ich auf das *Emotional-Eating-Tagebuch* gestoßen. Jede Silbe im Vorwort und in der Einführung sprachen mir aus der Seele, und ich habe mich absolut verstanden gefühlt. Sportlich zu sein, heißt noch lange nicht, dass man ein gesundes Verhältnis zu Essen hat. Meine Gewohnheiten und Emotionen ehrlich zu reflektieren und schwarz auf weiß dort stehen zu sehen, hat am Anfang wehgetan, aber es hat mir die Augen geöffnet. Nicht nur zu reflektieren, was ich esse, sondern auch das Warum dahinter zu ergründen, hat mir geholfen, überhaupt erst Muster zu erkennen und festzustellen, dass ich bei Stress als Übersprungshandlung zum Beispiel überwiegend zu Nüssen greife oder dass ich vermehrt esse, wenn ich müde bin, aber eigentlich keinen Hunger habe. Die Wochenzusammenfassung und die Regeln für die neue Woche haben mir sehr geholfen, ungünstige Gewohnheiten loszulassen und neue, gute Gewohnheiten einzuüben, ohne mir zu viel Druck zu machen. Das Tagebuch hat mir aber vor allem geholfen, gütiger mit mir zu sein, wenn ein Tag mal nicht so gut gelaufen ist oder ich in alte Muster zurückgefallen bin, und schließlich mit der Selbstverurteilung aufzuhören.

Heute habe ich mehr Verständnis für mein Essverhalten und die Gründe, die dahinterstecken, und mehr Balance, auch wenn es ab und zu immer noch vorkommt, dass ich emotional esse. Dann bin ich mir gegenüber aber gütig und versuche zu verstehen, was eigentlich los ist.

Ich bin weiterhin sehr sportlich unterwegs, aber ich mache den Sport nicht mehr, um mein Essen zu kompensieren, sondern um fit zu sein und fitter zu werden. Die nächsten Wettkämpfe in meinem Lieblingssport #hyrox stehen an, und ich freue mich darauf, weiter an mir zu wachsen.

Psychische Stärke erreichen

Mit der Emotional-Eating-Methode kannst du eine starke psychische Willenskraft aufbauen, die dich vor dem emotionalen Essen bewahrt. Diese Willenskraft brauchst du, damit du nicht die ganze Zeit an das denkst, was du nicht willst, und so nicht davon loskommst. Sie hilft dir also dabei, nicht ununterbrochen über die negativen Seiten des Essens, die Schwachstellen deines Körpers und über nicht erreichte Ziele nachzudenken. Denn wenn du ständig über derlei Dinge nachgrübelst, kannst du diesen Teil deiner Identität nicht loslassen und verändern.

Wo, glaubst du, liegt der Unterschied zwischen natürlich schlanken Menschen, die sich nie Gedanken über Essen, Kalorien oder ihr Essverhalten machen, und übergewichtigen Menschen, bei denen Essen den Alltag und das Leben bestimmt? Der Unterschied liegt in der mentalen Stärke. Wenn es uns an psychischer Willensstärke fehlt – und damit meine ich nicht an Disziplin –, so verschwenden wir unsere ganze Energie auf den inneren Kampf und den Widerstand. Dies geht so lange, bis wir keine Kraft mehr haben und uns dann zum Beispiel wieder in einem Essanfall verlieren. Menschen mit einer starken Willenskraft kämpfen niemals gegen das an, was ist. Im Gegenteil, sie begegnen Schmerz, Problemen und Konflikten auf Augenhöhe und nehmen diese an. Sie verfügen über die psychische Stärke, Belastungen oder Probleme zu überwinden, da sie wissen, dass sie daraus gestärkt hervorgehen werden. Gehen wir dagegen andauernd in den Widerstand und heizen den inneren Kampf immer weiter an, so kommen wir weder in einen Flow-Zustand, noch werden wir unsere Stressoren los.

Das Gute ist aber: Wir sind alle in der Lage, psychische Willensstärke zu erlangen oder auch wiederzuerlangen. Dafür müssen wir in erster Linie nicht an unserem Verhalten, sondern an unserer inneren Haltung arbeiten. Hier geht es also wieder um deine neue Identität, deine Haltung dem Leben, deinem Umfeld und dir selbst gegenüber. Zunächst musst du lernen, zu deinem aktuellen Zustand und deiner aktuellen Situation zu stehen und authentisch zu sein. Du brauchst keine Rollen mehr zu spielen, musst nicht länger jemand anders sein und deine Bedürfnisse unterdrücken. Du kannst zu dem stehen, wie du bist, und ausdrücken, was du willst und wer du sein möchtest.

Wie du gesehen hast, werden unsere Denk- und Verhaltensweisen über die Jahre immer mehr zu Gewohnheiten. Und je älter eine Gewohnheit ist, umso schwerer ist es, diese wieder loszuwerden, da sie zu einem Teil unserer Identität geworden ist. Durch falsche Gewohnheitsmuster haben wir oft auch unsere psychische Stärke verloren. Wenn wir unsere Gewohnheiten auflösen können, schauen wir endlich unter die Oberfläche und merken, dass wir viele Verhaltensweisen angenommen haben, die uns nicht weiterbringen oder im Gegenteil sogar behindern. Sie sind einfach nur bequem – mehr nicht.

Wenn du an dieser Stelle noch mal auf deine Bedürfnisse schaust, was fällt dir auf? Vielleicht, dass fast alle Bedürfnisse mehr oder weniger etwas mit sozialen Aspekten und damit mit sozialen Beziehungen zu tun haben? Siehst du dir deine Stressoren an, die dein emotionales Essverhalten auslösen, erkennst du vielleicht, dass viele davon von außen getriggert werden, also durch Personen und Konflikte mit diesen. Richtig? Du bist ein soziales Wesen, und für dein Leben sind soziale Beziehungen elementar. Denk mal an den Wunsch nach Harmonie oder auch nach dem Feedback von außen. Aus positiven Beziehungen ziehen wir viel Energie und Kraft. Umgekehrt kosten sie uns Energie, wenn es zu Konflikten oder Disharmonie kommt. Wenn wir also psychische Stärke entwickeln wollen, geht es vor allem darum, unsere sozialen Beziehungen auf eine gesunde Weise steuern zu lernen. Damit ist nicht die Manipulation unseres Gegenübers gemeint, sondern, wie wir selbst mit Beziehungen zu anderen umgehen. In guten, aber auch in schlechten Phasen.

Wie bei deinem emotionalen Konto solltest du lernen, auch in deinen Beziehungen ein Gleichgewicht zu erreichen. Ist diese Grundlage nämlich nicht vorhanden, so ist deine Identität permanent geschwächt, und die Türen für deine Stressoren stehen weit offen. Je schlechter die Beziehungen sind, in denen wir uns bewegen, umso mehr verlieren wir an Stärke und umso größer ist die Gefahr, dass unser Essverhalten sich weiter verschlechtert. Um psychische Stärke zu erlangen, müssen wir also vor allem auch an der Fähigkeit arbeiten, unsere Beziehungen richtig zu gestalten – sowohl die Beziehung zu uns selbst als auch jene zu unserer Umgebung.

Daher solltest du dir im nächsten Schritt Gedanken dazu machen, wie dein aktuelles soziales Umfeld gerade aussieht und wo gesunde oder ungesunde Beziehungen herrschen. Die nachstehende Übersicht zum Aufbau deiner persönlichen Beziehungen kannst du dafür nutzen, um deine aktuellen sozialen Beziehungen zusammenzutragen und jeweils zu bewerten, ob diese dir guttun oder nicht. Dabei gehst du am besten folgendermaßen vor:

- Trage zunächst alle Personen oder Personengruppen aus deinem sozialen Umfeld zusammen, mit denen du aktuell zu tun hast oder die eine Rolle in deinem Leben spielen.
- Nutze dazu die Kategorien «Partnerschaft», «Eltern», «Freunde» etc. und ergänze sie unterhalb mit passenden Namen und Personen.
- Falls es mehr Gruppen gibt, als in der Vorlage aufgeführt sind, ergänze sie einfach.
- Danach schaust du dir den aktuellen Status aller Beziehungen an und bewertest diesen mit dem klassischen Ampelsystem, wobei die Farbe Rot für ein schweres soziales Verhältnis steht, Orange für eine Beziehung, die ausbaufähig ist, aber aktuell funktioniert, und Grün für eine Beziehung, die sehr gut läuft und dir sogar Energie gibt.
- Stelle dir bei der Bewertung immer die Frage: Ziehe ich aus diesen Beziehungen Kraft, oder kosten sie mich Energie?

Denke dabei auch an das Bild des emotionalen Kontos: Gute Beziehungen geben dir Energie, schlechte Beziehungen kosten dich Energie. Es ist auch okay, wenn du den einzelnen Personen oder Gruppen erst mal keine Farbe geben kannst. Lass die Bewertung so lange offen, bis du eine Entscheidung treffen kannst.

Es gibt «Gruppen» von sozialen Beziehungen, wie Eltern oder Partner, die immer eine besondere Rolle einnehmen, weil sie uns oft näherstehen als andere. Neben Freunden und Arbeitskollegen,

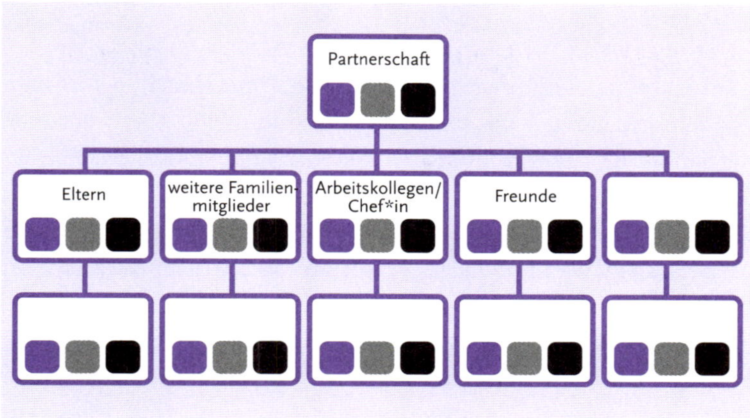

Aufbau der persönlichen Beziehungen

die in der Grafik aufgeführt sind, gibt es in deinem Umfeld vielleicht noch andere Personen, zu denen du eine Beziehung pflegst. Diese kannst du in die leeren Felder eintragen.

Wenn du deine Aufstellung gemacht hast, überlege dir, wie du aktuell mit diesen Personen kommunizierst. Hast du das Gefühl, dass du dich gegenüber diesen Menschen so gibst, wie du bist? Nimmst du eine Rolle und ihre Meinung an oder gehst du ihnen gar aus dem Weg, weil du die Beziehung scheust? Die Grundlage für eine gute Beziehung und damit ein gutes inneres Gleichgewicht ist immer eine gute Kommunikation. Du solltest also prüfen, ob du die Fähigkeit hast, mit den Personen in deinem Umfeld auf Augenhöhe zu sprechen, oder ob du dich verstellst. Dabei müsst ihr keinesfalls immer einer Meinung sein. Viel wichtiger ist es, offen für die Meinung anderer zu sein und sich auf Augenhöhe auszutauschen, ohne die eigene Identität zu verleugnen.

Der Stellenwert der Kommunikation

Stimmt die Kommunikation mit unseren Mitmenschen nicht, so geht das auf Kosten unserer Kraft. Konflikte – gerade in der Partnerschaft und der Familie und so mit Personen, an die wir emotional besonders eng gebunden sind – erzeugen Stress, Scham und oft auch Hilflosigkeit. Wenn du die Emotional-Eating-Methode nutzt, lernst du einzuschätzen, wie nah du Konflikte zukünftig an dich ranlassen willst und wie du diese für dich verarbeitest. Dies erreichst du vor allem, indem du in der Kommunikation von der emotionalen Ebene auf die Sachebene wechselst. Denn Konflikte sachlich zu betrachten und sich auch in den Standpunkt des Gegenübers zu versetzen, hilft, die Kommunikation zielorientiert und befriedigend für beide Seiten zu führen. Stress empfinden wir dann, wenn wir das Gefühl haben, die Kontrolle abzugeben oder zum Beispiel unsere Meinung nicht durchsetzen zu können. Wenn du im Gespräch merkst, dass du oder dein Gegenüber nicht mehr bereit ist, sich auf Augenhöhe auszutauschen, sondern nur daran interessiert ist, die eigene Meinung durchzusetzen, überfällt dich ein Gefühl der Schwäche und vielleicht auch des Versagens. Damit kommst du wieder zu deinem «Auslöser-Knopf» und so auch in den Kreislauf des emotionalen Essens, denn du wirst versuchen, die Energie, die du durch den Konflikt verloren hast, mit physischen Kalorien aufzufüllen. Diesen Kreislauf kannst du an genau dem Punkt durchbrechen, an dem du merkst, dass dir die Kontrolle im Gespräch entgleitet und es emotional zu werden beginnt. Das ist der Punkt, an dem du eine Art «Schutzhaltung» oder «Abwehrhaltung» einnimmst. Dort entscheidest du dich, ob du in den Konflikt gehst oder weiter auf der Sachebene bleiben willst. Du steuerst damit, ob es zu einem Stressor kommt oder nicht.

Willst du die Kontrolle über das Gespräch oder den Konflikt behalten, so musst du dich zudem auch in den anderen Menschen hineinversetzen und dessen Bedürfnisse erkennen können, die nicht unbedingt mit den deinen übereinstimmen müssen. Je geringer die Bereitschaft ist, die Empfindungen, Gedanken und Motive deines Gesprächspartners zu verstehen, desto größer ist die Gefahr, sich misszuverstehen und die Kontrolle über eine gute Kommunikation zu verlieren. Nutzt du aber deine Fähigkeiten zur Empathie, so fühlt sich dein Gegenüber «gesehen» und verstanden, und du übernimmst die Kontrolle über den Ausgang des Gesprächs oder des Konflikts. Denn dies erzeugt ein Gefühl von Respekt und Wertschätzung.

Die Kommunikation mit dem eigenen Ich

Wenn wir nicht in der Lage sind, in Kommunikation mit uns selbst zu gehen, wird es auch schwer, mit unserer Umwelt richtig zu kommunizieren. Damit meine ich keine inneren Zwiegespräche oder das Zerdenken von Dingen, sondern mehr die Fähigkeit, im Kontakt mit sich selbst zu sein. Hier geht es also um das innere Gleichgewicht und damit auch um die Bewertung von Situationen. Je besser ich mit mir selbst und meinen Bedürfnissen umgehen kann, desto besser kann ich mit meiner Umwelt in den Austausch gehen.

Viele meiner Patientinnen haben mehr oder minder den Kontakt zu sich selbst verloren. Tritt dann einer ihrer Stressoren auf, so verlieren sie die Kontrolle über ihr Essverhalten, weil sie keinen anderen Ausgleich kennen oder es nicht gelernt haben, ihr Essverhalten selbst zu steuern. Wenn wir uns dagegen selbst richtig reflektieren können, so können wir auch bewusster handeln.

Das setzt voraus, dass du wieder Lust bekommst, dich mit dir selbst zu befassen. Mit der Emotional-Eating-Methode hast du damit bereits begonnen. Du kannst diese Methode also auch dazu nutzen, psychische Stärke zu erlangen. Hast du das Gefühl, dass du dich nicht mehr für dich selbst interessierst und so auch nicht mehr weißt, was du willst, was dich glücklich macht oder wer du eigentlich bist, so kann das erst mal Angst oder ein Unwohlsein bei dir erzeugen. Du stellst vielleicht fest, dass du dich von dir selbst und deinem Leben abgewendet hast. Das emotionale Essen ist dann nur ein Ausdruck dafür. Daher ist die Ehrlichkeit, das heißt die Authentizität dir selbst gegenüber, besonders wichtig. Authentisch zu sein, bedeutet dabei, sich als echt zu empfinden und auch von anderen so gesehen zu werden. Authentisches Handeln wird nicht von äußeren Einflüssen bestimmt, sondern von uns selbst entschieden. Wenn wir also unsere Identität bisher hauptsächlich nach außen ausgerichtet haben, können wir weniger wir selbst sein. Genau deshalb solltest du wieder mehr in Kontakt mit dir selbst treten und so für eine bessere Identität sorgen.

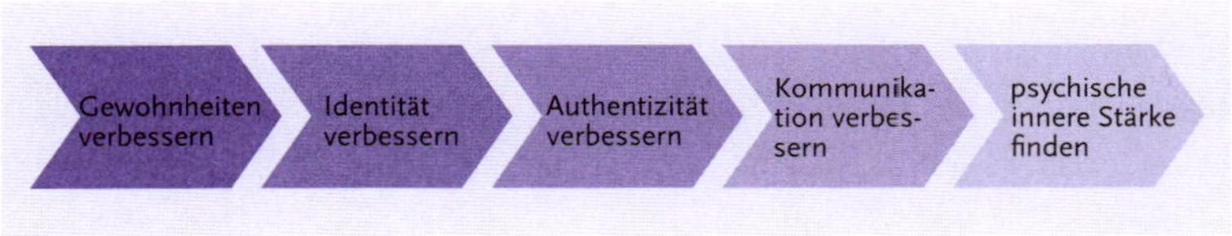

Prozess der psychischen Stärke

Authentisch zu sein, erfordert den Mut, sich selbst nach außen zu zeigen. Bist du authentisch, kennst du deine Stärken und Schwächen und stehst auch dazu. Du vertrittst offen deine Ansichten, hast keine Angst vor der Meinung anderer und bist selbstbewusster.

Und willst du überhaupt von Menschen gemocht werden, die dich nur mögen, wenn du so bist, wie sie dich gerne hätten? Wäre es nicht viel besser, wenn dich jemand aufgrund deiner Aufrichtigkeit und deiner tatsächlichen Eigenschaften in seinem Leben haben will? Menschen, die dich aufgrund deiner echten Persönlichkeit mögen, freuen sich, wenn du diese auch zeigst, und nehmen dich genau so an, wie du bist.

Die vier Schritte zur Etablierung neuer Gewohnheiten

Unsere Identität besteht aus unseren Gewohnheiten. Beides wird durch unsere Erfahrungen erlernt und eingeübt. Je häufiger du ein Verhalten wiederholst, desto stärker wird es Teil deiner Identität. Je mehr Erfahrungen es also für eine bestimmte Gewohnheit gibt, desto mehr verankert sie sich. Gewohnheiten und Routinen müssen daher ausreichend oft wiederholt werden, um zur Normalität zu werden. Meist wiederholen wir Verhaltensweisen, die befriedigende Konsequenzen für uns nach sich ziehen, während wir Dinge, die unangenehme Folgen haben, eher zu vermeiden versuchen. Klingt erst mal logisch, denn warum sollten wir Dinge tun, die für uns unangenehme Folgen haben? Wie du es vom emotionalen Essen her schon kennst, wird das Gehirn immer versuchen, die effektivste Vorgehensweise zu ermitteln, um deine Bedürfnisse einfach und schnell zu befriedigen. In unserem Fall übernimmt Essen diese Aufgabe, das heißt, wir bilden die Gewohnheit des emotionalen Essens aus, da sich das Gehirn an die Befriedigung durch Essen positiv erinnert und dies in einem Feedback abruft. Es automatisiert also den Vorgang, mit dem dein Bedürfnis am schnellsten befriedigt werden kann, und das ist momentan das Essen. Mit jedem Abrufen der Gewohnheit nimmt dann auch die Aktivität des Gehirns ab. Du lernst also, dich nur noch auf den «Auslöser-Knopf» zu konzentrieren, der die gewünschte Befriedigung durch Essen verspricht. Bei deinen Gewohnheiten werden damit nur Erinnerungen abgerufen, die schon einmal zur Lösung eines Problems beigetragen haben.

Das emotionale Essen zeigt dir auf eine gewisse Art und Weise, dass du deine Gewohnheiten nicht mehr «bewusst» im Griff hast. Der Ablauf sieht dann wie folgt aus:

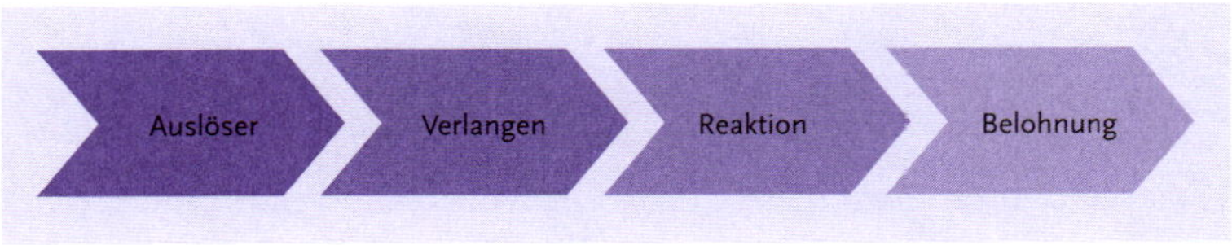

Kettenreaktion der Gewohnheiten

Im Vordergrund steht also nicht die Gewohnheit selbst, sondern die gewünschte Änderung deines Zustandes. Wenn du dein Bedürfnis durch andere Mittel als Essen befriedigen kannst, hast du das emotionale Essen durch Gewohnheiten gelöst. Denn erst deine Emotionen verwandeln einen Auslöser in ein Verlangen. Es geht dir dann im Grunde nur um die Belohnung, die das Essen für dich darstellt. Wie wäre es also, wenn du das Essen von dieser Aufgabe befreist?

Um deine Gewohnheiten zu verbessern und neue Gewohnheiten zu etablieren, braucht es vier Schritte:

1. Alte Gewohnheiten identifizieren und «Auslöser-Knopf» ermitteln.
2. Neue Gewohnheit als Ersatz formulieren.
3. Alte Gewohnheit gegen neue Gewohnheit austauschen.
4. Neue Gewohnheit einüben.

Damit du auch wirklich an dein Ziel kommst, sollten die einzelnen Schritte bestimmte Bedingungen erfüllen. Diese möchte ich dir hier kurz vorstellen:

1 Alte Gewohnheiten identifizieren und «Auslöser-Knopf» ermitteln.

Mit ausreichender Übung kannst du die Anzeichen erkennen, die eine bestimmte Belohnung einfordern, ohne dass du bewusst darüber nachdenken musst. Nutze dazu die Aufzeichnungen aus deinem Tagebuch und die Vorarbeit, die du in Kapitel 1 gemacht hast. Dort findest du deine typischen Muster. Oft sind Reaktionen auf Reize so tief in uns verankert, dass es scheint, als käme der Drang zum Essen aus dem Nichts. Deshalb musst du erst das Bewusstsein für deine Gewohnheiten fördern, bevor du eine Veränderung etablieren kannst. Solange du deine Gewohnheiten ohne nachzudenken ausführst, wirst du keine Verbesserung erreichen. Ermittle also zunächst deine schlechten Gewohnheiten.

Bestenfalls hast du deine Gewohnheiten bereits in deinem Tagebuch ermittelt und mit einer Einstufung von 1 bis 3 versehen. Dann weißt du auch schon, in welcher Reihenfolge du deine Gewohnheiten loswerden willst. Sehr gut.

Schau dir nun an, ob du bei der Identifizierung deiner Gewohnheiten auch den passenden Auslöser-Knopf benennen kannst. Meist sind es Emotionen oder Bedürfnisse, die du auch schon aus den Kapiteln 1 und 2 kennst. Ordne sie zu.

2 Neue Gewohnheit als Ersatz formulieren.

In diesem Schritt machst du es dir zunutze, dass jede deiner Handlungen einen Auslöser hat, der ein bestimmtes Verhalten hervorruft. Wenn du also eine Gewohnheit identifiziert hast, die du sehr häufig ausführst, du also zum Beispiel festgestellt hast, dass du dir sehr oft abends ungesundes Essen bestellst, kannst du diese mit einer neuen Gewohnheit koppeln. Du kannst dir also vornehmen, dass du, immer wenn du etwas Ungesundes zu essen bestellst oder kochst, die ungesunde Menge um 20 bis 30 Prozent reduzierst und dir stattdessen Gemüse dazu machst.

Noch ein Hinweis: Bei der Formulierung solltest du darauf achten, dass die neue Gewohnheit, die du als Alternative wählst, einfach und für dich attraktiv genug ist. Wenn dir die Alternative nicht zusagt, dann wirst du sie auch nicht umsetzen.

3 Alte Gewohnheit gegen neue Gewohnheit austauschen.

Dein Ziel ist es, Stück für Stück und Tag für Tag besser zu essen. Willst du alte gegen neue Gewohnheiten austauschen, so ist es wichtig, die neue Gewohnheit jedes Mal gleich auszuführen und sie so zu verinnerlichen. Überlege dir also, welche Handlungsalternativen du für deine schlechten Gewohnheiten einsetzen kannst. Wie du gesehen hast, musst du die aktuelle Gewohnheit dafür nicht unbedingt komplett löschen oder verhindern, sondern du kannst den Auslöser an eine neue Gewohnheit koppeln, die deinem Ziel näher kommt. Hierzu ein paar Beispiele:

- Etabliere eine Morgenroutine: Nimm dir jeden Morgen Zeit für die Zubereitung eines gesunden Müslis, statt auf die Schnelle ein Fertigmüsli hinunterzuschlingen.
- Bring Bewegung in dein Leben: Mach zur Entspannung einen Spaziergang an der frischen Luft, statt die Zeit vor dem Fernseher mit einer Tüte Chips zu verbringen.
- Gönne dir regelmäßige Pausen: Lege lieber immer mal bewusst eine Pause ein und stärke dich mit einem gesunden Snack, statt deinem Körper alle Energie abzuziehen und so eine Heißhungerattacke zu riskieren.

4 Neue Gewohnheit einüben.

Nun geht es daran, die neue Gewohnheit einzuüben. Dazu musst du zunächst den Auslöser-Reiz bemerken, also den Moment, in dem du entscheidest, welche Richtung du einschlagen willst. Folgst du der alten Gewohnheit und isst Junkfood, oder hältst du dich an deine neue Gewohnheit und kochst stattdessen lieber etwas?

In diesem Moment legst du fest, welche Gewohnheit zukünftig die Oberhand behält. Deshalb ist es wichtig, dich im Alltag genau zu beobachten. Jeden Auslöser-Reiz, der mit schlechtem Essverhalten verbunden ist, solltest du umdeuten. Bei den ersten Versuchen glaubst du womöglich, dass du etwas aufgibst, aber das tust du nicht. Negatives emotionales Essen bietet dir einfach keine Vorteile. Und so hast du auch keinen Grund, damit weiterzumachen. Eine neue Gewohnheit musst du erst mal etablieren, und sie muss nicht sofort perfekt sein. Schaffe zunächst eine neue Gewohnheit, dann kannst du sie nach und nach optimieren.

Ziel dieser vier Schritte ist es, einen Plan zu haben, sobald wieder ein bestimmter Auslöser auf dich zukommt. Wenn also Situation X eintritt, tust du ab sofort immer Y. So hältst du besser an einem Ziel fest, weil du dir nicht erst spontan etwas einfallen lassen musst, sondern nach einem ganz bestimmten System vorgehst. Das gibt dir Sicherheit. Wenn du konkret planst, wann und wo du eine neue Gewohnheit durchführst, lässt sie sich viel besser umsetzen.

Langsam fügt sich alles zusammen, oder? Zu guter Letzt zeige ich dir nun noch die Methode der «inneren Landkarte».

Deine innere Landkarte des emotionalen Essens

Die innere Landkarte ist etwas Neues für dich. In der Emotional-Eating-Methode sollst du von den Bausteinen Gebrauch machen, die dir individuell weiterhelfen können. Dazu brauchst du deine innere Landkarte. Du hast in den letzten Kapiteln viele kleine oder auch größere Methodenbausteine kennengelernt, die du nun für dich nutzen kannst. Erinnere dich noch mal an das Ablaufdiagramm am Beginn von Kapitel 4. Es zeigt dir, in welcher Reihenfolge du vorgehen solltest. Doch brauchst du wirklich alle Bausteine? Vielleicht bist du keine Perfektionistin oder auch nicht hochsensibel. Vielleicht hast du kein persönliches Gewichtsziel, sondern willst nur dein Essverhalten verbessern und deine Stressoren auflösen.

Daher sollst du nun deine persönlichen «Baustellen» auf deiner inneren Landkarte festlegen. Ich habe dir dazu einige Hauptfelder in einer Vorlage zusammengestellt, die du noch mit anderen Themenfeldern kombinieren kannst. Ziel ist es, dir einen Plan zu machen, welche Themenfelder du für dich selbst bearbeiten willst.

Dabei gehst du folgendermaßen vor:

- Schreibe auf deine Landkarte die Teile der Emotional-Eating-Methode, die du bearbeiten sollst, sowie jene, die du gern ergänzend bearbeiten willst.
- Nutze alle deine Notizen und stelle die für dich wichtigen Themen zusammen, wie zum Beispiel Gewohnheiten, Glaubenssätze, Stressreduktion oder auch persönliche Beziehungen.
- Zu den einzelnen Feldern schreibst du dann, welche Punkte dort im Detail für dich relevant sind, welche Glaubenssätze du also beispielsweise hast, welche Personen dich stressen oder wie die aktuellen Baustellen in Bezug auf dein Essverhalten aussehen.
- Dann vergibst du Farben nach dem Ampelsystem: Rot bedeutet, dass dieses Thema für dich aktuell nicht gut läuft und du dort eine große Baustelle siehst oder du mit dem Thema absolut unzufrieden bist. Orange heißt, das Thema ist nicht ganz so bedrohlich für dich, aber entfernt von positiv. Mit Grün markierst du Themen, die gut laufen und dir sogar Kraft geben.

Die Landkarte ist eines der spannendsten Tools, auch dann, wenn ich mit meinen Patientinnen an ihrem Essverhalten arbeite. Haben wir die Landkarte einmal gefüllt, so nehmen wir sie in jeder Session wieder zur Hand und schauen auf das, was sich geändert hat. Die Landkarte ist ein lebendes Tool, denn immer dann, wenn du an einem Thema arbeitest, kann sich daraus schon ein weiteres lösen, oder es können sich die Prioritäten verschieben, je nachdem, in welcher Situation du gerade bist. Mir ist es wichtig, dass du dich auf dein System konzentrierst und ein Thema, das du angefangen hast, zu bearbeiten, immer zuerst beendest. Natürlich kann

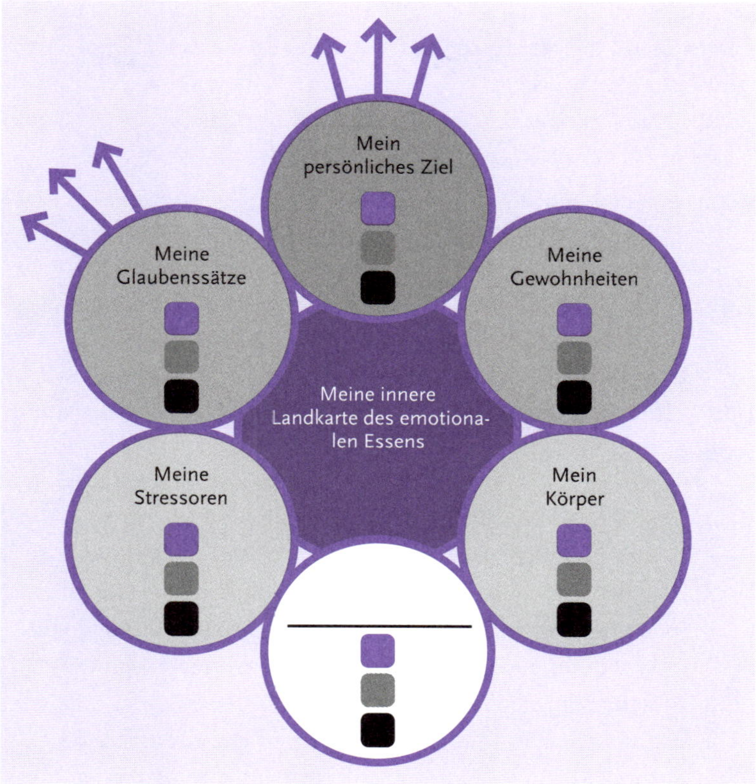

Vorlage für die innere Landkarte

es sich durch deinen Alltag ergeben, dass du deinen Fokus umstellen musst. Wichtig ist, dass du nicht fünf Themen von deiner Karte auf einmal angehst. Nimm dir maximal zwei Themen gleichzeitig vor. Sonst wird es schnell zu viel, und wir wissen, dass wir dann an unseren Ansprüchen scheitern. Zudem legst du für die Bearbeitung deiner inneren Landkarte bewusst keine Deadlines und Zeitlimits fest. Es dauert so lange, wie es dauert, nimm dir also die Zeit, die es braucht. Du hast dir ja dein Gewicht auch nicht von heute auf morgen angegessen oder dir deine Gewohnheiten von heute auf morgen zugelegt. Zeit und Schnelligkeit zählen hier nicht. Es macht keinen Sinn, es halbherzig zu tun, nur damit du einen weiteren Punkt auf deiner To-do-Liste abhaken kannst. Investiere diese Zeit in dich. Es ist deine Qualitätszeit. Abkürzungen gibt es nicht.

Leitsätze für die Emotional-Eating-Methode

Wie du sicher schon bemerkt hast, geht es bei der Emotional-Eating-Methode immer wieder darum, dass du achtsam und aufmerksam mit dir umgehst. Daher möchte ich dir hier einige Leitsätze an die Hand geben, die im Grunde für jeden Methodenbaustein gelten:

1. Mache dir jeden Schritt bewusst. Du kannst nur Dinge verändern, wenn sie dir bewusst sind.
2. Hinterfrage dich immer wieder selbst, sei also immer reflektiert. Wechsle von der emotionalen Ebene auf eine Sachebene und frage dich jeweils: Zahlt das, was ich hier tue, auf mein Ziel ein? Verhilft mir das, was ich hier tue, zum Erfolg?
3. Ersetze schlechtes Verhalten durch neues und positives Verhalten und bleibe positiv. Positive Erlebnisse prägen sich besser ein als Zahlen, Daten oder Fakten.
4. Sammle Erfahrungen und lerne daraus. Es kann und muss nicht alles gleich perfekt laufen. Du lernst aus jeder Situation etwas über dich selbst dazu. Bleibe offen und probiere dich aus.

Bevor wir gemeinsam ein Fazit ziehen werden, gibt es noch ein paar Dinge, die ich dir mit auf den Weg geben möchte. Zuallererst denke immer daran, dass dir Radikalität im Umgang mit dir und deinem Essverhalten keine Vorteile bringen wird. Du begehrst die Dinge umso mehr, wenn du sie dir verbietest. Verbote sorgen dafür, dass sich dein Gehirn immer nur mit den Themen Essen,

Figur und Lebensmitteln befassen wird. Setze daher auf eine flexible Ernährung, nach dem Motto «Weniger ist mehr». Damit meine ich, dass der Vorsatz, langfristig weniger Junkfood zu essen, erfolgversprechender ist, als sich den Verzehr von Junkfood komplett zu untersagen. Dazu kannst du einfach individuelle Testläufe machen, indem du deinen Junkfood-Konsum über zum Beispiel vier Wochen in kleinen Schritten reduzierst, bis du diesen in einem akzeptablen Rahmen halten kannst.

Formuliere deine Ziele sanft und überfordere dich nicht selbst. Manchen Dingen kann man langfristig eben nur schwer widerstehen. Wenn du deine Umstellung also in kleinen Schritten gestaltest, kommst du gar nicht erst in den Kreislauf von Heißhunger und Essanfällen. Zudem solltest du bei allem, was du tust, sozial verträglich bleiben.

Ich habe in meinem Leben schon fast jede Diät und Ernährungsform im Eigenexperiment durchgeführt und war dabei an der einen oder anderen Stelle recht radikal unterwegs. Das Problem dabei war, dass ich mich dann extrem in die Dinge hineingesteigert habe und auch gerne mit anderen darüber reden wollte. Doch mein Umfeld interessierte das nicht, zumindest nicht immer. So kam es vor, dass keiner in meinem Umfeld mehr Lust hatte, sich die neuen Ernährungstrends anzuhören. Viele hielten mich sicherlich auch für unbeständig, weil ich jedes Mal etwas anderes zu essen brauchte. Einmal vegan, dann doch lieber vegetarisch und schließlich Paleo. Solche andauernden Meinungsänderungen nerven dein Umfeld und geben auch dir kein gutes Gefühl. Wenn du etwas an deiner Ernährung tun willst, bleibe entspannt und sozial.

Hinzu kommt, dass der Genuss auf der Strecke bleibt, wenn du die Dinge zu radikal angehst. Du bist dann zu verkopft. Wenn du genießen willst, dann gönne dir Lebensmittel mit guter Qualität und möglichst natürlichem Ursprung. Stelle einen neuen Bezug zu deiner Nahrung her und gib ihr den Wert, den sie verdient. Im Zuge dessen kannst du dann gleich Kochen als neue Kompetenz für dich entwickeln. Viele meiner Patientinnen kochen nicht gerne und somit oft gar nicht. Es fällt ihnen im Alltag einfach nicht leicht, genügend Zeit fürs Kochen aufzubringen. Wenn du aber eine neue und gesunde Identität willst, kommst du am Kochen nicht vorbei. Ersetze daher Fast Food durch eine schnelle und gesunde Küche. Dabei können die Mahlzeiten unter der Woche auch kalt sein. Am Wochenende nimmst du dir dann Zeit, auch mal eine warme Mahlzeit zu kochen, bei der Gemüse die Hauptrolle spielen sollte. Lade dir doch Freunde ein und koche mit ihnen gemeinsam, so befriedigst du gleich dein Bedürfnis nach Kommunikation und Verbundenheit.

Langfristig wird es wichtig, deine Stressoren zu reduzieren. Dazu helfen dir die Tools aus diesem Buch. Vielleicht hilft es dir auch, dich mit kleinen Dingen für deine Erfolge zu belohnen. Und damit meine ich nicht mit Süßigkeiten oder einem Cheatday, also einem Fress- oder Schummeltag, an dem du so viel essen kannst, wie du willst. Ich spreche hier eher von Sport oder etwas Geld im Sparschwein. Für jeden Tag mit einer grünen Büroklammer wirfst du beispielsweise zwei Euro in eine Spardose. Das kann dich motivieren, und du kannst dir von dem Geld am Ende neue Kleidung in einer kleineren Größe gönnen. Lege das Geld für teure Essensbestellungen zur Seite, oder denk dir eine andere Belohnung aus. Das macht den Erfolg messbar.

Behalte in jedem Fall immer im Auge, warum du mit der Essensumstellung angefangen hast. Auch an den Tagen, an denen es stressig wird. Gerätst du in Stress, steigt dein Adrenalinspiegel und versetzt dich in Alarmbereitschaft. Hunger und Verdauung gehen dann in den Ruhemodus, und dein Gehirn beginnt, den Push-und-Pull-Mechanismus zu aktivieren. Daher ist es wichtig, dass du den Stress reduzierst, gerade an den Stellen, an denen du die Situation selbst beeinflussen kannst. Dazu zählt auch der Umgang mit deiner täglichen Zeit. Schau immer, wie viele Termine oder Aufgaben wirklich in einen Tag passen. Übernimmst du dich, wird es stressig. Denke an die Zeit fürs Kochen und an die Zeit für dich selbst. Du allein hast die Kontrolle und solltest sie auch behalten.

Was ich unter gesunder Ernährung verstehe

Ich werde immer wieder gefragt, was für mich gesunde Ernährung ist und mit welcher «Ernährungsform» ich meinen persönlichen Switch geschafft habe. Falls dich das ebenfalls interessiert, dann stelle ich dir hier mein persönliches Ernährungskonzept vor.

Wie du vermutlich schon weißt oder ahnst, gibt es die eine «richtige» Ernährung natürlich nicht. Die für einen selbst optimale Ernährung ist höchst individuell, und genau das ist mir auch besonders wichtig, klarzustellen. Es kommt einerseits stark darauf an, welche Zielsetzung man verfolgt und welche Motivation (also welches Warum) einen antreibt, wenn es um Ernährung geht. Geht es dir um mehr Langlebigkeit, um eine bessere Gesundheit und die Vermeidung von Krankheiten, oder stehen das Schlanksein und Abnehmen oder die Optimierung deiner sportlichen Performance im Vordergrund? Es ist zudem entscheidend, was für ein psychologischer Typ man ist – was genau treibt einen im Innersten an? So wird jemand, bei dem der Genuss im Vordergrund steht, dem Thema Ernährung immer einen höheren Stellenwert in seinem Leben einräumen als eine Person, die Essen als reine Nahrungsaufnahme betrachtet. Ein sehr kontaktfreudiger Mensch mit dem Bedürfnis nach Bestätigung von außen wird wiederum das Essen in Gesellschaft höher wertschätzen als eine introvertierte Person. Das ändert die Bedürfnisse an die «optimale» Ernährung fundamental – und muss berücksichtigt werden. Das Überstülpen einer allgemeingültigen «richtigen» Ernährung hat hingegen oft ungewollte Rückwirkungen auf die Psyche, die es signifikant erschweren, der eigenen Zielsetzung gerecht zu werden.

Das bedeutet aber nicht, dass es keine generellen Erkenntnisse darüber gibt, was eher gesund oder leistungsfördernd ist und was zum Ansetzen von überschüssigem Körperfett führen oder gar krank machen kann. Diese Erkenntnisse habe ich im Folgenden für dich zusammengestellt. Sie lassen sich jeweils individuell an deine Zielsetzung und deine persönlichen Bedürfnisse anpassen.

Jeder, der sich schon mal etwas mit Ernährung beschäftigt hat, kennt sicher diverse Diäten, Ernährungsformen oder -programme – von vegetarisch und vegan über Low-Carb-, Atkins-, Formula- oder Mittelmeer-Diäten bis hin zu Weight Watchers, Low-Fat-, LCHF-, Paleo- und ketogene Ernährung, 16:8- oder 5:2-Intervallfasten und vieles mehr.

Nach eingehender Literaturrecherche und einigen Selbstversuchen zu fast all diesen Themen kann ich abschließend vor allem eins festhalten: All diese Ansätze haben ihre Vor- und Nachteile. Entsprechend kann man sich das Leben leider nicht leicht machen und sich einfach einem dieser Ansätze anschließen. Ein Optimum wird man nur erreichen, wenn man eine Mischform findet, die die Vorteile vereint und möglichst viele Nachteile ausschließt. Aus meiner Sicht sollte man zudem immer den Anspruch haben, eine Ernährungsform oder Empfehlung ohne Probleme oder Mangelerscheinungen über Jahrzehnte durchhalten zu können. Das macht die Auswahl der zur Verfügung stehenden Ernährungsalternativen schon deutlich überschaubarer. Grob gesagt kann man sich aber auf die großen Ernährungsformen konzentrieren, also die normale westliche Mischkost, die Mittelmeer-Diät, vegetarische, vegane und Paleo-Ernährung – ergänzt durch verschiedene Möglichkeiten des Makronährstoff-Verhältnisses (Low Carb, LCHF, Low Fat). Vergleicht man diese Ernährungsformen, dann kristallisieren sich Punkte heraus, bei denen sich alle mehr oder weniger einig sind.

Vergleicht man beispielsweise die Paleo-Ernährung (oft auch Steinzeit-Diät genannt) und die vegane Ernährung (also den Verzicht auf jegliche tierische Produkte), so könnte man auf den ersten Blick denken, dies seien völlig entgegengesetzte Ansätze. Während den Paleo-Anhängern nachgesagt wird, sie würden sich sehr fleischreich ernähren, wird den Veganern oft vorgeworfen, sie würden sich sehr kohlenhydratlastig und von stark verarbeiteten Produkten ernähren. Verstärkt wird dieser Gegensatz noch dadurch, dass sich die Anhänger der jeweiligen Strömung leider oft genau so verhalten und bei den jeweils anderen immer das Schlechteste rauspicken und negativ darstellen. Bei genauerem Hinsehen bemerkt man jedoch, dass sich ein Großteil der Überzeugungen gar nicht so sehr voneinander unterscheidet. Dies wird insbesondere deutlich, wenn man die propagierten Vorteile der Ernährungsform näher untersucht und wissenschaftlich analysiert, auf welche Nahrungsmittel sie eigentlich zurückzuführen sind. So kommen die gesundheitlichen Vorteile der veganen Ernährung eben nicht von verarbeiteten Kohlenhydraten, und die Vorteile der Paleo-Ernährung sind nicht auf Unmengen von Tierprodukten zurückzuführen. Beide Ernährungsformen beanspruchen für sich, eine bessere Vitaminversorgung zu gewährleisten, mehr Antioxidantien zu liefern, einen besseren Säure-Basen-Haushalt im Körper zu erzeugen, eine höhere Nährstoffdichte (Spurenelemente, Mineralien etc.) pro aufgenommener Kalorienmenge zu liefern und mehr Ballaststoffe für die Darmgesundheit zu bieten. Schauen wir also darauf, woher die benannten Hauptvorteile eigentlich kommen:

Vitaminversorgung und Nährstoffdichte

Eine gute Vitaminversorgung und Nährstoffdichte pro Kalorienmenge erhält man primär durch unverarbeitete pflanzliche Produkte (wie Gemüse, Salat oder Früchte).

Sowohl Getreide, vor allem verarbeitet, als auch Fleisch sind dafür nur bedingt geeignet. In Getreide in der «Vollwertform» – also zum Beispiel frisch geschrotet und über Nacht gequollen als Frischkornbrei – sind natürlich durchaus Vitamine und Spurenelemente enthalten, mengentechnisch stehen sie aber vielen Gemüsesorten weit nach, und die oft geringe Aufnahmemöglichkeit der Vitamine im Darm mindert den positiven Effekt weiter.

Bei Fleisch sind in verarbeiteter Form oder im klassischen Muskelfleisch (Filet, Nackensteak etc.) ebenfalls kaum nennenswerte Mengen an Nährstoffen und Vitaminen enthalten, eine Ausnahme bildet hier nur Vitamin B12. Einzig Innereien, wie Leber, Herz oder Nieren, sind meist reich an Vitaminen und Mineralien, enthalten aber oft auch Giftstoffe und Schwermetalle. Bei einer Rangliste der Nahrungsmittel nach Vitamin- und Nährstoffgehalt landen also weder Fleisch noch Getreide in den oberen Rängen.

Antioxidantien

Antioxidantien schützen unseren Körper vor negativen äußeren Einflüssen. Durch Rauchen, Alkoholkonsum, Übergewicht, intensives Sonnenbaden, chronische Entzündungen oder Konservierungs- und Aromastoffe wird unser Organismus fast täglich mit oxidativen Giften konfrontiert, was langfristig zu Hautalterung, Kurz- oder Weitsichtigkeit, Rheuma oder sogar zu Demenz und Krebs führen kann.[68] Antioxidantien steuern dem entgegen. Einen hohen Gehalt an Antioxidantien weisen vor allem grünes Blattgemüse, Gewürze, unverarbeitetes Gemüse oder grünes, kalt gepresstes Olivenöl auf. Getreide und Fleisch sind hier beide nicht hilfreich.

Säure-Basen-Haushalt

Das Säure-Basen-Gleichgewicht ist für den normalen Ablauf der Stoffwechselvorgänge erforderlich. Es stellt dabei sicher, dass die für die Stoffwechselvorgänge wichtige Stabilität der pH-Werte im Körper gewahrt ist. Befinden sich Säure und Basen im Ungleichgewicht, kann es zu Änderungen der spezifischen pH-Werte kommen, und der Körper muss Energie aufwenden, um das Säure-Basen-Gleichgewicht wiederherzustellen. Die Regulation des Säure-Basen-Haushaltes ist notwendig, um den pH-Wert im Blut zu stabilisieren. Dabei spielen viele Faktoren eine Rolle. So regulieren vor allem die Nährstoffe aus unserer Ernährung den Säure-Basen-Haushalt, indem diese sauer oder basisch verstoffwechselt werden. Aber auch wenn wir atmen oder uns körperlich betätigen, fällt Säure als Abfallprodukt der Energiegewinnung in den Zellen an und beeinflusst den pH-Wert im Blut. Für einen ausgeglichenen Säure-Basen-Haushalt sollte man Fleisch und quasi alle Getreideprodukte eher meiden, da sie so gut wie alle säurebildend verstoffwechselt werden. Empfehlenswert sind auch hier grünes Blattgemüse, Obst – insbesondere Zitrusfrüchte, aber auch Rosinen – und die meisten Gemüsesorten. Auch hier liegt die Basis also wieder auf vollwertigen Pflanzenprodukten.

Ballaststoffe

Ballaststoffe sind faserreiche Bestandteile pflanzlicher Lebensmittel, die unverdaut bis in den Dickdarm gelangen. Sie bestehen aus langen geschmacksneutralen Zuckerketten. Es gibt wasserlösliche Ballaststoffe, wie Inulin und Pektin, die hauptsächlich in Obst und Gemüse vorkommen, und wasserunlösliche Ballaststoffe wie Zellulose und Lignin, die vor allem in Vollkornprodukten, Pilzen und Hülsenfrüchten zu finden sind. Empfohlen werden für Erwachsene mindestens 30 Gramm Ballaststoffe pro Tag, noch besser wären 40 Gramm. Der durchschnittliche Verzehr in Deutschland liegt allerdings bei unter 22 Gramm, obwohl sie in vielen Grundnahrungsmitteln stecken.[69]

Auch beim Thema Ballaststoffe bietet Fleisch schlicht nichts, und Getreide kommt wiederum nur in der Vollwertform (als Frischkornbrei, Schrot oder Keime) infrage. Jegliche Mehle (auch Vollkornmehl und daraus gewonnene Backwaren) sind weitestgehend von Ballaststoffen befreit.

Die Vorteile von veganer beziehungsweise Paleo-Ernährung kommen also primär dadurch, dass man seine Ernährung auf Basis vieler vollwertiger sowie unverarbeiteter pflanzlicher Produkte aufbaut und auf verarbeitete Produkte, sowohl pflanzliche als auch tierische, verzichtet. Beide Ernährungsformen empfehlen dies, und entsprechend kann man sowohl als Veganer als auch als Paleo-Anhänger diese Vorteile erzielen. Hält man sich als Paleo-Anhänger oder als Veganer an diese Empfehlungen, so ernährt man sich also viel ähnlicher mit dem jeweiligen Pendant, als man auf den ersten Blick glaubt. Schaut man auf die tägliche Kalorienzufuhr bei der

Paleo- und der veganen Ernährung, so besteht sie zu 80 Prozent aus den gleichen Lebensmitteln. Wie man dann bei den verbleibenden 20 Prozent mit dem Verzehr von Fleisch-, Milch- oder Getreideprodukten umgeht, ist zwar sehr entscheidend dafür, ob man sich guten Gewissens entweder als Veganer oder als Paleo-Anhänger bezeichnen darf, für eine gesunde oder leistungsfördernde Ernährung oder das Thema Gewichtsmanagement macht es aber keinen entscheidenden Unterschied.

Dieses Beispiel habe ich deshalb so ausführlich behandelt, weil ich meine Empfehlung einer gesunden Ernährung primär aus diesen beiden Ernährungsformen abgeleitet habe. Die Vorteile und Gemeinsamkeiten von Paleo- und veganer Ernährung teile ich also und stelle diese als wichtigsten Punkt in den Vordergrund: Die Basis der Ernährung sollte aus vollwertigen, unverarbeiteten, pflanzlichen Produkten bestehen.

Bei Punkten, in denen Paleo- oder vegane Ernährung eher «dogmatisch» agieren und sich dadurch, was die Gesundheit, das Gewichtsmanagement oder die Leistungsfähigkeit betrifft, Nachteile einhandeln, habe ich genauer hingeschaut und weiche entsprechend ab. Zusätzlich gibt es aus meiner Sicht ein paar Lebensmittel, quasi eine dritte Kategorie, bei denen es schlicht auch stark darauf ankommt, wie der eigene Körper diese verwerten kann. Es gilt eben auch hier nicht platt: «Alles, was pflanzlich ist, ist grundsätzlich gut», oder: «Alles, was nicht vor 10 000 Jahren schon gegessen wurde, ist grundsätzlich schlecht.»

Ein erstes dieser Extra-Themen stellen die Milchprodukte dar. Milch ist von der Natur dafür gedacht, den tierischen und menschlichen Nachwuchs mit allen Nährstoffen zu versorgen und (schnell) wachsen zu lassen. Neben den gesunden Inhaltsstoffen, wie zum Beispiel Kalzium, sind in Milch also von Natur aus auch Wachstumshormone enthalten. Der Verzehr ist daher in Maßen zu halten, und auf industrielle Produkte (quasi alles aus dem Supermarkt) sollte aus meiner Sicht komplett verzichtet werden. Hier werden nämlich zur Optimierung des Ertrags flächendeckend Antibiotika eingesetzt, und die Aufnahme von Antibiotika schädigt nicht nur unser Darm-Mikrobiom, sondern unser Körper kann auch eine Resistenz gegen sie entwickeln. Das wird vor allem dann problematisch, wenn wir einmal ernsthaft erkranken und das eingesetzte Antibiotikum dann nicht mehr wirkt.

Ein weiteres interessantes Thema sind Hülsenfrüchte. Aus meiner Sicht sind Hülsenfrüchte ein wertvolles Lebensmittel, wenn man sie gut verträgt. Sie bringen zahlreiche Vorteile mit sich, aber bei vielen Menschen führen sie auch zu Problemen in der Verdauung beziehungsweise Verstoffwechselung. Hier empfehle ich, mittels eines ein- bis zweiwöchigen Tests zu probieren, wie es einem damit geht. Wenn man sie verträgt, sollten sie regelmäßig in die Nahrung eingebaut werden. Kichererbsen, Linsen und Bohnen bringen richtig zubereitet wertvolles Protein mit, verlangsamen die Aufnahme von kurzkettigen Kohlenhydraten (Zuckern) ins Blut und liefern gesunde Ballaststoffe für unseren Darm.

Sicher einer der größten Streitpunkte ist das Thema Fleisch und tierische Produkte. Generell beschäftige ich mich nur mit dem Thema «unverarbeitete tierische Produkte» – alles Verarbeitete und industriell Hergestellte (Wurst, Fleisch, Milch- oder Eierprodukte aus Massentierhaltung und auch alle Ersatzprodukte, die Fleisch oder Wurst imitieren) empfehle ich, möglichst zu vermeiden.

Unverarbeitetes Biofleisch aus Weidehaltung oder Wild bringt hingegen durchaus Vorteile mit sich, und wir Menschen sind durchaus dafür geschaffen, uns davon zu ernähren. Insbesondere auch bei Innereien sind große Mengen an Mineralien und Spurenelementen vorhanden. Es empfiehlt sich also, bei Fleischverzehr nicht nur das magere Muskelfleisch, sondern «Nose to Tail» alles zu verwerten. Da es allerdings schwierig ist, an entsprechende Ware ohne Belastung durch Schwermetalle, Pestizide etc. zu kommen, empfehle ich, den Konsum in Maßen zu halten. Selbstverständlich ist auch bei artgerechter Haltung ein ethischer Aspekt mit dem Fleischverzehr verbunden, den jeder für sich entscheiden muss. Schließlich ist inzwischen hinreichend bewiesen, dass auch bei völligem Verzicht auf Fleisch eine gute Gesundheit, Langlebigkeit sowie ein optimales Gewicht und sportliche Höchstleistungen erreichbar sind.

Zu guter Letzt gehört auch Fisch in die Reihe der tierischen Produkte, wird aber oft separat behandelt. Fisch ist in seiner natürlichen Form generell der wichtigste Lieferant für ein gesundes Fettverhältnis (Omega 3 : Omega 6). Allerdings ist es heute unmöglich, unbelasteten Fisch zu erhalten. Durch die Verschmutzung und Überfischung der Weltmeere überwiegen aus meiner Sicht bei Fischverzehr die Nachteile, insbesondere bei den großen «fetten» Fischen wie Makrele, Lachs und Hering sind die Schadstoffwerte so hoch, dass ich den Verzehr nur in geringen Maßen empfehlen kann. Entsprechend wichtiger wird eine Zufuhr von Omega 3 als Nahrungsergänzungsmittel. Auch hier empfehle ich, auf Produkte aus Fischöl zu verzichten, da sie die gleichen Belastungen aufweisen, und stattdessen auf Produkte aus Algen oder Krill in kontrollierter Zucht zurückzugreifen.

Meine Ernährungstipps

Folgende Punkte – in aller Knappheit – sind meine «Maximen», wenn es um allgemeingültige Ernährungstipps geht:

- Iss primär unverarbeitet und pflanzenorientiert. Bevorzuge stärkearmes Gemüse (wie Brokkoli, Zucchini etc.) und übertreibe es nicht mit stärkehaltigem Gemüse (Kartoffeln, Karotten etc.) – Eat the Rainbow!
- Nimm ausreichend gesunde Fette zu dir, insbesondere Omega-3-Fette, Nüsse und Samen. Verwende grünes Olivenöl, Leinöl, Hanföl, Butter, Ghee und Kokosöl zum Braten.
- Baue Obst in deine Ernährung ein, aber übertreibe es nicht mit den zuckerhaltigen Früchten, bevorzuge Beeren.
- Verwende die Vielfalt der Gewürze dieser Welt und dafür weniger Salz.

- Vermeide Zucker und achte generell auf niedrig glykämische Produkte (wie Früchte, nicht stärkehaltige Gemüse und Vollkornprodukte) – passe die glykämische Last und die Kohlenhydratmenge an deinen Aktivitätsgrad an.
- Wenn es Getreide sein soll, so bevorzuge Quinoa und Amaranth oder Vollkorn. Vermeide Mehl und Mehlprodukte. Auch hier gilt: Passe die Kohlenhydratmenge an deine Ziele und deinen Aktivitätsgrad an.
- Betrachte Fleisch und Fisch als gelegentlichen «Luxus». Behandle es mengentechnisch als «Beilage», nicht als Hauptspeise. Folge dem «Nose to Tail»-Ansatz und vermeide verarbeitetes Fleisch, Fisch und Wurstwaren.
- Verwende Hülsenfrüchte, Bohnen, Kichererbsen (wenn du sie verträgst).
- Genieße Kaffee in Maßen, trinke bevorzugt Tee und Wasser, vermeide Softdrinks, Fruchtsäfte und Alkohol.

Ich hoffe, diese Tipps helfen dir weiter, und du kannst daraus etwas für dich mitnehmen. Zum Thema gesunde Ernährung habe ich dir im Anhang auch noch ein paar spannende Buchempfehlungen zusammengestellt.

Expertenbeitrag: Veganismus & Essstörungen – Niko Rittenau

In seinem neuen Buch «Vegan ist Unsinn!» schreibt der Ernährungswissenschaftler Niko Rittenau über Veganismus und Essstörungen. Seine Ergebnisse dazu hat er uns in einem Fachbeitrag zur Verfügung gestellt:

«Keine der drei Essstörungen (Magersucht, Bulimie oder die Binge-Eating-Störung) steht in irgendeiner Verbindung mit Veganismus und hat primär auch nichts damit zu tun, was gegessen wird, sondern in welchen Mengen. Was die meisten Kritiker mit der Aussage ‹Veganismus fördert Essstörungen› meinen, könnte vielmehr wie folgt gedeutet werden: Vegan lebende Menschen legen orthorektische Verhaltensweisen beim Essen an den Tag. Orthorexia nervosa bezeichnet ein übertriebenes Bedürfnis, sich vermeintlich gesund zu ernähren. Fakt ist, dass vegan lebende Menschen ihrem Essverhalten einen durchaus hohen Stellenwert einräumen, ihre Lebensmittelauswahl einschränken und sich überdurchschnittlich viel mit ihrer Nahrung beschäftigen. Das ist aber nicht die primäre Motivation. Es ist korrekt, dass Personen mit orthorektischem Essverhalten oft auch zu einer rein pflanzlichen Ernährung finden und sich als vegan bezeichnen. Sie tun dies aber aus Eigeninteresse in der Hoffnung auf bessere Gesundheit und nicht aus dem Antrieb, die ungerechte Mensch-Tier-Beziehung zu reformieren.

Es sind nicht die tierethisch motivierten Veganerinnen und Veganer, die durch eine vegane Ernährung in eine Essstörung rutschen, sondern es gibt Personen mit Essstörungen, die den Veganismus zweckentfremden und dafür benutzen, ihre Krankheit vor Angehörigen als Veganismus zu bemänteln. Studien konnten zeigen, dass weniger ethisch motivierte vegan lebende Personen Essstörungen haben als Mischköstler.*

Was die Veganerinnen und Veganer in dieser Untersuchung zusätzlich im positiven Sinne am stärksten von den anderen Gruppen unterschied, war ihr deutlich höheres Maß an Selbstwirksamkeit, bezogen auf die Ernährung. Eine höhere Selbstwirksamkeit in Ernährungsfragen geht einher mit einer besseren Umsetzung und Aufrechterhaltung des selbst gewählten Ernährungsmusters. Außerdem hatten die vegan lebenden Personen im Vergleich zur Kontrollgruppe sowohl ein geringeres Level an

* Heiss, S., Coffino, J. A., und Hormes, J. M. (2017): Eating and health behaviors in vegans compared to omnivores: Dispelling common myths, 118, 139–135

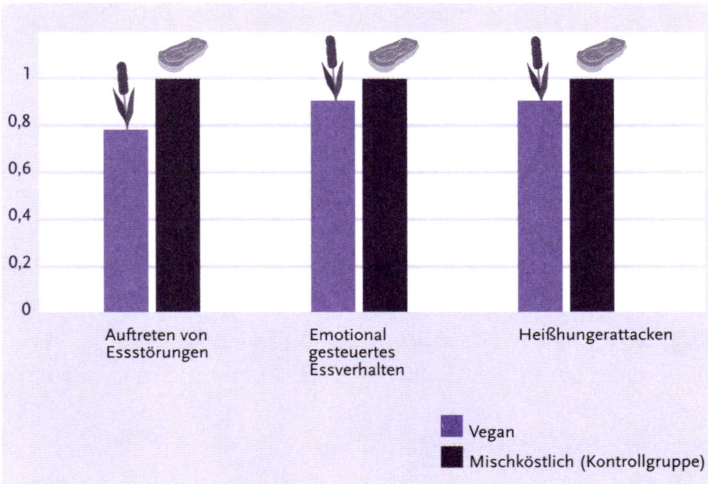

Häufigkeit pathologischer Essensmuster unter Veganer*innen und Mischköstler*innen
Quelle: Rittenau, N., Schönfeld, P., & Winters, E. (2021): «Vegan ist Unsinn! Populäre Argumente gegen den Veganismus und wie man sie entkräftet», Hilden: BVJJ, 67.

emotionalen Essanfällen als auch an essensbedingtem Stress und generell weniger Anzeichen von abträglichen Gedankenmustern in Bezug auf ihre Ernährung.»

Was ich dir mit auf den Weg geben will

Wir sind am Ende des Buches angekommen, und ich hoffe, du konntest nicht nur neue Dinge entdecken, sondern auch viele Tools für die Verbesserung deines Essverhaltens mitnehmen. Ich hoffe, dass dich dieses Buch motiviert, inspiriert und vielleicht auch berührt hat. Ich hoffe, du hast eine neue Sichtweise auf dich selbst bekommen und hast nun den Mut, dein Essverhalten endgültig anzugehen. Egal, wie deine Gefühle nach der Lektüre dieses Buches aussehen mögen, ich freue mich immer über ein Feedback von dir. Falls du also Lust hast, schreib mir gerne zu deinen Erfahrungen.

Meine Erfahrung und auch die meiner Patientinnen ist: Dauerhafte Motivation stellt sich am ehesten dann ein, wenn du dir eine Aufgabe suchst, die gerade noch für dich zu bewältigen ist. Dein Gehirn arbeitet nicht nur gegen dich, sondern liebt auch die Herausforderung. Aber nur dann, wenn du die optimale Schwierigkeitsstufe wählst. Optimal sind Ziele und Aufgaben, die genau am Rand deiner Leistungsfähigkeit liegen. Das zeigt dir auch das Flow-Modell, das ich dir im Buch vorgestellt habe. Suche dir also immer realistische Herausforderungen, die dich in deinem Vorhaben weiterbringen. Neue Gewohnheiten müssen Abwechslung bieten, denn sonst sind sie für dich nicht attraktiv genug, und das Erfolgserlebnis ist am Ende nicht erfüllend genug. So wird es dir schnell langweilig. Glaub mir, ich kenne das. Das optimale Verlangen entsteht aus meiner Sicht, wenn die Chance von Erfolg und Misserfolg genau bei 60 zu 40 liegt. Das bedeutet, das Ziel ist erreichbar, bringt aber auch eine gewisse Herausforderung mit sich. Ziele, die zu einfach erreicht werden können, stellen keinen ausreichenden Reiz dar, Energie hineinzustecken. Solange wir nur Dinge tun, die sich sicher anfühlen, fehlt uns die Ausdauer. Die größte Gefahr für den Erfolg ist also die Langeweile. Gewohnheiten werden dich langweilen, wenn du darin keine Freude mehr empfindest. Und das behindert dich in deinem Fortschritt.

Erfolg ist also keine Ziellinie, die es nur zu überqueren gilt. Er ist ein System zur Verbesserung und somit ein Prozess der Optimierung, der seine Zeit braucht.

Dieses Buch habe ich für dich geschrieben. Dich, die unter ihrem Essverhalten und den damit verbundenen Einschränkungen im Leben leidet. Für dich, die erschöpft vom Körperkult und von Diäten ist. Für dich, die sich in vielen Situationen in ihrem Alltag überfordert fühlt und die ihren Stressoren und negativen Glaubenssätzen in einem Essanfall erliegt. Für dich, die sich oft als «nie genug» vorkommt, obwohl sie immer Dinge für andere tut. Für dich, die eine Methode sucht, sich aus diesem Verhalten, dem Übergewicht und den eigenen negativen Gedanken zu befreien.

Du hast in den letzten Wochen, Monaten oder sogar Jahren immer wieder die gleichen Tipps gelesen oder gehört: Treibe Sport, achte auf deine Kalorien, entspanne dich und gehe achtsam mit dir selbst um. Du hast sogar einiges davon probiert. So wie ich es viele Jahre auch getan habe. Manches hilft, jedoch leider nur kurzfristig.

Das Problem ist also nicht, dass du es bisher nicht versucht hast. Ganz im Gegenteil, vielleicht kennst du 50 oder 100 verschiedene Methoden, wie es nicht funktioniert, und hast daraus auch etwas mitgenommen. Du hast viel Zeit und Energie investiert, das zu tun oder zu sein, was man von dir erwartet. Es liegt nicht daran, dass du dich nicht bemühen würdest, dich um dich selbst zu sorgen, sondern dass all diese Dinge wieder einen neuen Punkt auf deiner schon zu vollen To-do-Liste darstellen oder du in einer Umwelt lebst, die keine Zeit für dich selbst mehr zulässt.

Jetzt ist die Zeit gekommen, wieder du selbst zu sein. Dich auf eine Reise zu begeben, die dir hilft, dein Essverhalten langfristig zu verändern und dich wieder wohl mit dir selbst zu fühlen. Du sollst dich einfach wieder selbst spüren können. Du musst nicht weiter darauf warten, dass die Zeit für dich endlich kommt oder dass jemand dir die Zeit verschafft, dich um dich selbst zu kümmern. Du wirst dir die nötige Zeit nun einfach nehmen.

Die Zeiten, in denen du dich selbst verurteilt oder gar bestraft hast, sind vorbei. Auch wenn du dich daran gewöhnt hattest, mit Schmerz, inneren Stimmen und Konflikten zu leben – ab sofort ist das nicht mehr der Preis, um Liebe zu verdienen und glücklich zu sein. Was, glaubst du, passiert mit dir, wenn du dieses negative Verhalten ablegen kannst?

Deine Wunden werden heilen, dein Essverhalten normalisiert sich, deine negativen Glaubenssätze verschwinden, und du bist endlich glücklich. Und weißt du was? Du wirst es lieben.

Ich weiß, dass Teile meiner Emotional-Eating-Methode aufwendig sind und Zeit brauchen. Aber die Emotional-Eating-Methode wird dich schließlich zurückbringen zu innerer Stärke und Größe. Ich hätte diese Methode nicht entwickelt, wenn ich sie nicht selbst erfolgreich durchlaufen hätte. Lass dich darauf ein und werde wieder die beste Version deiner selbst. Ich weiß, du schaffst das, und du wirst glücklich sein.

Denke immer daran:

> **«Happiness is not something ready-made.**
> **It comes from your own actions.»**
> **Dalai Lama**

Danksagung

Wenn ein Buch erscheint, so steht immer der Autor im Vordergrund. Das ist nicht besonders fair, weil es immer vieler Menschen bedarf, die eine solche Publikation überhaupt erst ermöglichen. Das war natürlich auch bei mir der Fall. Und die lieben Menschen, die mir während des Schreibens eine Hilfe gewesen sind, sollen hier nun besondere Erwähnung finden. Ich hoffe, an alle gedacht zu haben.

Zunächst richtet sich mein Dank an meinen Verlag. Dass der Verlag bereit war, ein neues und zweites Buch mit mir zu machen, zeugt von großem Vertrauen. Dafür vielmals danke – und auch für die offenen Ohren und die Geduld, wenn ich mal wieder mit vielen neuen Fragen und Ideen um die Ecke kam.

Was schlussendlich als Text in diesem Buch gelandet ist, mussten alles zunächst meine beiden Lektorinnen lesen. Das war bestimmt nicht immer leicht. Und was sie daraus gemacht haben, ist einfach phänomenal. Innigen Dank also, liebe Susanne und liebe Ulrike. Ihr habt diesem Buch den finalen Feinschliff gegeben.

Und selbstverständlich geht der Dank auch an meine Liebsten zu Hause – an meinen Mann und meinen kleinen Sohn, die mir immer die Kraft und die Zeit gegeben haben, mich meinem Buchprojekt zu widmen. Ohne euch hätte ich das niemals geschafft. Auch meinen Eltern und meinen Großeltern möchte ich für die stets aufmunternden Worte ein herzliches Danke sagen.

Danke an meine engsten Freunde, die nie aufgehört haben, bei der Entstehung dieses Buches mitzufeiern, und die mich motiviert haben, die Inhalte immer wieder aus einer anderen Perspektive zu betrachten, sie gemeinsam zu diskutieren und dann zu verbessern. Ohne den Austausch mit euch wäre alles weniger inspirierend gewesen.

Keinen geringen Anteil an der Fertigstellung haben auch meine

Patientinnen, denen ich ebenfalls nicht genug danken kann. Danke für eure Offenheit, eure Geschichten zu erzählen und mir und den Leserinnen einen Einblick in euer Leben zu geben. Danke an meine Experten, die sich trotz vollem Terminkalender die Zeit genommen haben, wunderbare Beiträge zu diesem Buch beizusteuern. Eure Expertise hat dieses Buch nicht nur bereichert, sondern auch viele Aspekte fachlich untermauert. Dafür vielen Dank.

Und ich bin dankbar für dich. Dafür, dass du Interesse an meinem Buch gezeigt und es bis hierhin gelesen hast. Dafür, dass du mir einen Teil deiner Zeit und deines Vertrauens geschenkt hast. Wenn dieses Buch auch nur im Ansatz dazu beiträgt, eine Verbesserung in deinem Leben zu erwirken, dann hat es sich für mich schon gelohnt, es zu schreiben.

Danke.

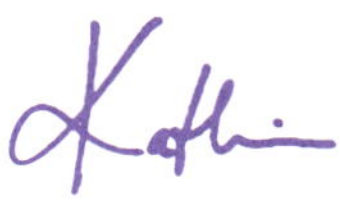

Kontakt zur Autorin:

Dr. Kathrin Vergin

hallo@emotional-eating-institut.de

www.emotional-eating-institut.de

dr.kathrinvergin

Über meine Experten

Hannah Frey

Hannah Frey ist Gesundheitswissenschaftlerin, Ernährungsexpertin, Bloggerin und Bestsellerautorin. Früher war sie süchtig nach Zucker – und entscheidet heute ganz frei, ob sie ein Stück Schokolade essen möchte oder nicht. Hannah hat die Zuckersucht besiegt und zeigt ihrer stetig wachsenden Community, wie sie das schafft! Ihre Methode hat sie Anfang 2017 in ihrem Buch «Zuckerfrei – Die 40-Tage-Challenge» im GU-Verlag veröffentlicht. Ergänzend begleitet sie ihre Leserinnen und Leser in ihren Online-Programmen persönlich durch die 2 Phasen der Zuckerfrei-Challenge. Inzwischen haben Zehntausende Leserinnen und Leser mit ihrer Zuckerfrei-Challenge den Weg aus der Zuckersucht geschafft – und du kannst das auch!

www.projekt-gesund-leben.de

Hannah Frey

projekt_gesund_leben

Michaela Mayr

Als Dipl.-Ernährungstrainerin, Bloggerin, Autorin, Podcasterin und Food-Nomadin trägt Michaela ihr Verständnis von einer bewussten Ernährung hinaus in die Welt. Immer mit dem Ziel, die Menschen zu inspirieren, mehr Wert auf ihre Gesundheit zu legen. Ihre Kanäle und Informationen sollen über das Satt-Werden und über das Sich-gesund-Essen hinausgehen. Essen ist Kunst. Essen ist Heilung. Essen ist Genuss. Essen hat Einfluss auf den Grad unseres Wohlbefindens, und Michaela will, dass sich jeder dieser gigantischen Macht von Ernährung bewusst wird.

https://www.michaelas.net/

Michaelas.Welt
michaelas.welt

Dr. med. Golo Röhrken

Dr. med. Golo Röhrken ist Arzt und Sportwissenschaftler. Als Triathlet konnte er sich dreimalig für die Ironman-Weltmeisterschaft auf Hawaii qualifizieren. Als Coach und Gründer von Rocket Racing hilft er Menschen, ihr athletisches Potenzial zu entfalten.

https://www.rocket-racing.com/

Golo Röhrken
doc_golo

Simone Kumhofer

Simone Kumhofer studierte im ersten Bildungsweg Hotelmanagement und Kommunikationswissenschaften, seit 2016 ist sie Profitriathletin und begann im zweiten Bildungsweg Sport- und Ernährungswissenschaften zu studieren. Es folgten die wissenschaftliche Spezialisierung auf das Thema Mikrobiom und Darmgesundheit sowie ein weiteres Studium der klinischen Ernährungsmedizin. Aktuell entwickelt sie unter anderem Produkte für das Institut Allergosan im Bereich Sporternährung. Außerdem ist sie in einer Ärztegemeinschaft in Villach, Kärnten, Österreich, tätig.

https://www.omni-biotic.com/de/power-team/simone-kumhofer/

Simone Kumhofer Triathlon

Niko Rittenau

Niko Rittenau ist Ernährungswissenschaftler und Autor. Zu seinen Veröffentlichungen zählen unter anderem «Vegan-Klischee ade!» (2018) und «Vegan-Klischee ade! Das Kochbuch» (2020) mit Vegankoch Sebastian Copien, welche beide in kurzer Zeit Bestseller-Status erreichten. Der gebürtige Österreicher studierte Ernährungsberatung sowie Mikronährstofftherapie und Regulationsmedizin und nutzt das Ernährungswissen seiner akademischen Laufbahn, um über eine gesunde, bedarfsdeckende und nachhaltige Ernährungsweise zu informieren. Niko vermittelt das Thema Ernährung in seinen Büchern, YouTube-Videos und Seminaren evidenzbasiert, lebendig und praxisnah und begeistert auf seiner Vortragstour jährlich Tausende Menschen für sein Herzensthema.

https://www.nikorittenau.com/

Niko Rittenau
niko_rittenau

Glossar

Adipositas: Unter Adipositas versteht man ein zu hohes Körpergewicht, das durch einen übermäßig hohen Fettanteil verursacht ist. Die Erkrankung wird auch Fettleibigkeit genannt. Der hohe Fettanteil entsteht, wenn dem Körper – etwa durch eine kalorienreiche Ernährung – mehr Energie zugeführt wird, als er verbrauchen kann.

Adrenalin: Adrenalin, auch Epinephrin genannt, ist ein in Stresssituationen ins Blut ausgeschüttetes Hormon. Als Stresshormon vermittelt Adrenalin eine Steigerung der Herzfrequenz, einen Anstieg des Blutdrucks, eine Erweiterung der Bronchiolen, eine schnelle Bereitstellung von Energiereserven durch Fettabbau (Lipolyse) sowie die Freisetzung und Biosynthese von Glukose. Es reguliert ebenso die Durchblutung und die Magen-Darm-Tätigkeit.

Aminosäuren: Die Aminosäuren sind die Bausteine der Eiweiße (Proteine) im Körper. Manche davon kann der Körper selbst herstellen, andere muss er über die Nahrung aufnehmen. Die Proteine des Körpers sind aus 20 verschiedenen Aminosäuren aufgebaut. Weil Proteine die Hauptbestandteile der meisten Zellstrukturen sind, müssen wir ausreichend Proteine mit der Nahrung zu uns nehmen. Dies ist besonders wichtig während der Schwangerschaft, während des Wachstums und bei Gewebeschäden als Folge von Verletzungen oder bei Krankheiten.

Anamnese: Die Anamnese oder Vorgeschichte ist die professionelle Erfragung von potenziell medizinisch relevanten Informationen durch Fachpersonal. Dabei antwortet entweder der Patient selbst oder eine dritte Person. Ziel ist dabei meist die Erfassung der Krankengeschichte eines Patienten im Rahmen einer aktuellen Erkrankung.

Angststörung: Eine Angststörung besteht, wenn Angstreaktionen in eigentlich ungefährlichen Situationen auftreten. Die Angst steht in keinem angemessenen Verhältnis zur tatsächlichen Bedrohung. Betroffene erleben die Angst dennoch psychisch und körperlich sehr intensiv.

Anorexia nervosa: Auch Magersucht genannt; typisch für eine Magersucht ist ein starker Gewichtsverlust oder anhaltendes Untergewicht. Betroffene haben Angst davor, zuzunehmen oder zu dick zu sein.

Appetit: Appetit ist ein psychischer Zustand, der sich durch das lustvolle Verlangen, etwas Bestimmtes zu essen, auszeichnet.

Appetitzügler: Appetitzügler ist eine Trivialbezeichnung für Arzneistoffe, die zur Unterdrückung des Hungergefühls und damit zur medikamentösen Gewichtsreduktion eingesetzt werden. Der pharmakologische Fachbegriff für Appetitzügler lautet «Anorektika».

ATP: Adenosintriphosphat ist der universelle und unmittelbar verfügbare Energieträger in Zellen und wichtiger Regulator energieliefernder Prozesse.

Binge Eating: Binge Eating (Esssucht) ist eine psychische Störung, die sich in immer wiederkehrenden Essattacken äußert. Betroffene haben keine Kontrolle über ihr Essverhalten und verschlingen enorme Nahrungsmengen. Meist sind sie übergewichtig, und ihr Selbstwertgefühl ist gering. Obwohl Binge Eating die häufigste Essstörung in der Bevölkerung ist, hat die Erforschung der Krankheit erst begonnen.

BMI: Der Body-Mass-Index, kurz BMI, ist die gebräuchlichste Formel zur Gewichtsberechnung. Er ergibt sich aus dem Verhältnis des Körpergewichts in Kilogramm und der Körpergröße in Metern zum Quadrat.

Bonding: Bonding bedeutet wörtlich übersetzt «Bindung». Der Begriff beschreibt aber mehr, nämlich den Prozess, der die wichtigste Beziehung im Leben eines Menschen prägt: Er beginnt mit der Geburt und ist nach den ersten sechs Monaten gefestigt.

Bulimie: Menschen mit einer Bulimie denken häufig über ihre Figur und ihr Aussehen nach. Sie haben große Angst davor, zuzunehmen. Oft liegt ihr Wunschgewicht unter dem, was gesund ist. Das Selbstwertgefühl der Betroffenen hängt stark von Figur und Gewicht ab.

Cortisol: Cortisol (oder Kortisol) ist ein Stresshormon, das abbauende Stoffwechselvorgänge aktiviert und so dem Körper energiereiche Verbindungen zur Verfügung stellt.

Depression: Eine Depression ist eine weitverbreitete psychische Störung, die durch Traurigkeit, Interesselosigkeit, Schuldgefühle, ein geringes Selbstwertgefühl, Schlafstörungen, Appetitlosigkeit, Müdigkeit und Konzentrationsschwächen gekennzeichnet sein kann.

Diabetes: Diabetes mellitus ist der Sammelbegriff für vielfältige Störungen des menschlichen Stoffwechsels, deren Hauptmerkmal die chronische Hyperglykämie (Überzuckerung) ist. Daher spricht man auch von der «Zuckerkrankheit».

Diät: Die Bezeichnung Diät wurde ursprünglich im Sinne von «Lebensführung» / «Lebensweise» verwendet. Die Diätetik beschäftigt sich auch heute noch wissenschaftlich mit der «richtigen» Ernährungs- und Lebensweise. Im deutschsprachigen Raum bezeichnet der Begriff bestimmte Ernährungsweisen und Kostformen, die entweder zur Gewichtsabnahme oder -zunahme oder zur Behandlung von Krankheiten dienen sollen. Umgangssprachlich wird der Begriff in Deutschland häufig mit einer Reduktionskost zur Gewichtsabnahme gleichgesetzt. Er bildet somit ein Synonym zur Schlankheitskur.

Dopamin: Dopamin dient im Gehirn der Kommunikation der Nervenzellen untereinander, ist also ein Nervenbotenstoff (Neurotransmitter). In bestimmten «Schaltkreisen» vermittelt Dopamin dabei positive Gefühlserlebnisse, weswegen es – so wie auch Serotonin – als Glückshormon gilt.

Emotionales Essen: Emotionales Essen findet immer genau dann statt, wenn wir aus Emotionen heraus zu Essen greifen, obwohl wir physisch keinen Hunger haben.

Essstörung: Eine Essstörung ist eine Verhaltensstörung, bei der die ständige gedankliche und emotionale Beschäftigung mit dem Thema «Essen» eine zentrale Rolle spielt. Essstörungen betreffen die Nahrungsaufnahme oder deren Verweigerung. Sie hängen meist mit psychosozialen Problemen sowie mit der Einstellung zum eigenen Körper zusammen (Psychosomatik) und können zu ernsthaften und langfristigen Gesundheitsschäden führen.

Geschmacksknospen: Die Geschmacksknospen sind zwiebelförmige Gewebestrukturen der Mundschleimhaut. Sie enthalten die sekundären Sinneszellen für die Geschmackswahrnehmung und bilden in ihrer Gesamtheit das Geschmacksorgan.

Glukose: Glukose (Traubenzucker) ist ein sogenannter Einfachzucker (nicht mit anderen Zuckermolekülen verknüpft). Daher gelangt Glukose sehr schnell, ohne zuvor von Verdauungsenzymen aufgespalten zu werden, durch die Darmwand ins Blut.

Gustatorischer Cortex: Der primäre gustatorische Cortex ist eine Hirnstruktur, die für die Geschmackswahrnehmung zuständig ist.

Hochsensibilität: Hochsensibilität (Hypersensibilität) ist ein Persönlichkeitsmerkmal. Es ist durch eine intensivere Wahrnehmung von Reizen gekennzeichnet – von negativen Reizen wie Lärm und Schmerzen ebenso wie von positiven wie schöner Musik. Hochsensibilität kann also sowohl schnelle Reizüberflutung als auch große Empathie und ein genussvolleres Erleben bedeuten.

Housekeeping: «Housekeeping-Funktion» bedeutet, dass der Dünndarm nüchtern, d. h. zwischen den Mahlzeiten, ein gewisses Bewegungsmuster aufweist. Dieses Bewegungsmuster führt dazu, dass Nahrungsreste und Sekrete aus dem Dünndarm abtransportiert werden. So wird der Dünndarm von Speiseresten, Bakterien etc. gereinigt. Ist die «Housekeeping-Funktion» gestört, kann dies dazu führen, dass Bakterien im Dünndarm verbleiben. So kann es zu einer Dünndarmfehlbesiedlung kommen, die Ursache für verschiedene Beschwerden, wie beispielsweise das Reizdarmsyndrom, sein kann.

Hypothalamus: Der Hypothalamus ist die zentrale Regulationsstelle zwischen dem endokrinen System und dem Nervensystem. Er steuert vegetative Funktionen des Organismus wie die Nahrungs- und Wasseraufnahme, die Körpertemperatur, den Kreislauf, den Schlaf und das Sexualverhalten.

Insulinresistenz: Die Insulinresistenz ist gekennzeichnet durch das gleichzeitige Auftreten eines erhöhten Insulinspiegels und eines erhöhten Blutglukosespiegels. Zwar ist genügend Insulin vorhanden, die Wirkung des Insulins, wie z. B. der Glukose-Transport aus dem Blut in die Zellen, ist jedoch abgeschwächt.

Interpersonelle Stressoren: In der Psychologie bezeichnen Stressoren diejenigen Faktoren, die den Organismus in einen Zustand erhöhter Alarmbereitschaft (Stress) versetzen.

Intrinsische Motivation: Die intrinsische Motivation ist die innere, aus sich selbst entstehende Motivation eines jeden Menschen. Intrinsisch motivierte Tätigkeiten werden – im Gegensatz zu extrinsischen – um ihrer selbst willen durchgeführt und nicht, um eine Belohnung zu erlangen oder eine Bestrafung zu vermeiden.

Kohlenhydrat-Prädisposition: Starke Ernährung über Kohlenhydrate und damit Übergang in einen Kohlenhydrat-Stoffwechsel. Es werden fast nur Kohlenhydrate verstoffwechselt und kein Körperfett.

KVT: Kognitive Verhaltenstherapie, kurz KVT, besteht darin, systematisch die Selbstbeobachtung auszubilden, die ein Patient braucht, um krank machender kognitiver Verzerrung aus eigener Kraft gegensteuern zu können.

Leptin: Leptin ist ein Proteohormon, das vorwiegend von Fettzellen im Dünndarm gebildet wird und zur Regulierung des Energiehaushalts beiträgt, indem es das Hungergefühl hemmt, was wiederum die Fettspeicherung in den Fettzellen vermindert.

Limbisches System: Das limbische System ist ein Teil des Gehirns, dem die Steuerung der Funktionen von Antrieb, Lernen, Gedächtnis, Emotionen sowie die vegetative Regulation der Nahrungsaufnahme, Verdauung und Fortpflanzung zugeschrieben werden.

Neuronen: Winzige Zellen, die an den Funktionen des Nervensystems teilhaben. Im Gehirn befinden sich Millionen von Neuronen.

Neuropeptide: Neuropeptide sind Peptide (organische Verbindungen), die als Botenstoffe von Nervenzellen freigesetzt werden.

Orthorexie: Orthorexie bedeutet übersetzt so viel wie «richtiger Appetit». Die Betroffenen zwingen sich zu gesunder Ernährung und haben Angst, durch ungesunde Ernährung krank zu werden. Sie definieren dabei selbst, was für sie als gesund gilt.

Peristaltik: Als Peristaltik wird die Tätigkeit der Muskulatur von Speiseröhre, Magen, Darm, Gebärmutter, Harn- und Eileiter bezeichnet. Die Muskulatur mischt durch rhythmisches Zusammenziehen den Inhalt und transportiert ihn weiter.

Prädisposition: Unter Prädisposition, genetischer Prädisposition oder genetischer Disposition wird eine genetisch bedingte Anfälligkeit zur Ausbildung von Krankheiten verstanden.

Prägung: Begriff dafür, dass die auf den Menschen einwirkenden Einflüsse nicht bloß als vorübergehende (befristete) Reize, sondern auch auf Dauer nachhaltig gestaltend und umgestaltend wirken.

Schematherapie: Schematherapie ist ein allgemeines störungsübergreifendes Verfahren, das zur Behandlung von chronischen psychischen Störungen entwickelt wurde und besonders für Personen mit schweren Persönlichkeitsstörungen ein plausibles Erklärungs- und Behandlungsmodell bietet.

Stresskurve: Vor über hundert Jahren haben die Psychologen Robert Yerkes und John Dillingham Dodson aufgezeigt, dass Leistung und Produktivität in direkter Abhängigkeit zum eigenen Stress- bzw. Aktivierungsniveau stehen. Dabei bewegen wir uns zwischen zwei Polen: von einer sehr tiefen Aktivierung, welche uns zu Boreout (Übermaß an Langeweile) führen kann, hin zu einer sehr hohen Aktivierung, welche ein Burnout erzeugen kann.

TOFI: Als TOFI (englisches Akronym von «Thin Outside Fat Inside») werden Personen bezeichnet, die zwar schlank sind, aber dennoch einen hohen Anteil an Körperfettgewebe aufweisen.

Transmitter: Neurotransmitter, auch kurz Transmitter genannt, sind Botenstoffe, die an chemischen Synapsen die Erregung von einer Nervenzelle auf andere Zellen übertragen.

Tryptophan: Tryptophan ist die Vorstufe des Neurotransmitters Serotonin, es hat also Einfluss auf Stimmung, Leistungsfähigkeit und Wohlbefinden. Weiterhin benötigt der Körper Tryptophan, um Melatonin und Niacin (Vitamin B3) zu bilden. L-Tryptophan kommt vor allem in eiweißhaltigen Lebensmitteln vor.

Kontaktadressen und Hilfsangebote

ANAD e. V. Versorgungszentrum Essstörungen
Poccistr. 5
80336 München
Tel.: +49 89 219973–0
Fax: +49 89 21 99 73 – 23
https://www.anad.de/

Bundesfachverband Essstörungen e. V.
Pilotystraße 6 / Rgb.
80538 München
Tel.: +49 151 58850764
Fax: +49 89 21997323
bfe-essstoerungen@gmx.de
https://www.bundesfachverbandessstoerungen.de

Bundeszentrale für gesundheitliche Aufklärung
Suche nach Hilfsangeboten erfolgt nach PLZ
essstoerung@bzga.de
https://www.bzga-essstoerungen.de/index.php

Stiftung Deutsche Depressionshilfe
Goerdelerring 9
04109 Leipzig
Tel.: +49 341 22 38 74 0
Fax: +49 341 22 38 74 99
info@deutsche-depressionshilfe.de
https://www.deutsche-depressionshilfe.de/start

Literaturempfehlungen

Falls du dich für weitere Bücher zum Thema interessierst, habe ich dir hier noch ein paar Literaturtipps zusammengestellt.

1. Dr. Kathrin Vergin: Das Emotional-Eating-Tagebuch. Lerne, dein Essverhalten besser zu verstehen und zu steuern, Rowohlt 2020.

2. Dr. Kathrin Vergin: Das Emotional-Eating-Tagebuch. Meine Lieblingsrezepte, Kindle e-Book, Rowohlt 2020.

3. Sophia Thiel: Come back stronger. Meine lange Suche nach mir selbst, ZS Verlag 2021.

4. Matthew Walker: Why We Sleep. The New Science of Sleep and Dreams, Penguin 2018.

5. Bas Kast: Der Ernährungskompass. Das Fazit aller wissenschaftlichen Studien zum Thema Ernährung – Mit den 12 wichtigsten Regeln der gesunden Ernährung, C. Bertelsmann Verlag 2021.

6. Michael Greger: How Not to Diet. Gesund abnehmen und dauerhaft schlank bleiben dank neuester wissenschaftlich bewiesener Erkenntnisse, Lübbe Life 2020.

7. Michael Greger: How Not to Die. Entdecken Sie Nahrungsmittel, die Ihr Leben verlängern – und bewiesenermaßen Krankheiten vorbeugen und heilen, Unimedica 2016.

8. Marjolein Dubbers: Hormonpower. Mit der richtigen Ernährung die Hormone ins Gleichgewicht bringen und neue Lebensenergie gewinnen – Anders essen, besser fühlen, stressfreier leben, Heyne 2017.

9. Hannah Frey: Clean Eating Basics. Der natürliche Weg für ein neues Lebensgefühl, GRÄFE UND UNZER 2016.

10. Nadja Hermann: Fettlogik überwinden, Ullstein 2021.

11. Joel Fuhrman: Eat to Live. Das wirkungsvolle, nährstoffreiche Programm für schnelles und nachhaltiges Abnehmen, Unimedica 2016.

12. Klaus Werle: Die Perfektionierer. Warum der Optimierungswahn uns schadet – und wer wirklich davon profitiert, Campus Verlag 2010.

13. T. Colin Campbell, Thomas M. Campbell: China Study. Die wissenschaftliche Begründung für eine vegane Ernährungsweise. Pflanzenbasierte Ernährung und ihre wissenschaftliche Begründung, Verlag Systemische Medizin 2017.

14. Dr. Neal D. Barnard (Autor), Lindsay Nixon (Mitwirkende): Your Body in Balance. The New Science of Food, Hormones, and Health, Grand Central Publishing 2020.

15. Michaela Mayr: Iss mir nicht mein Glück weg!, story.one publishing 2021.

16. Niko Rittenau, Ed Winters, Patrick Schönfeld: Vegan ist Unsinn! Populäre Argumente gegen Veganismus und wie man sie entkräftet, Becker Joest Volk Verlag 2020.

17. Rocket-Science – Fitness, Gesundheit & Leistung, Podcast von Dr. med. Leonie Konczalla und Dr. med. Golo Röhrken zu den Themen: Ernährung, Training, Erholung und Mindset.

Quellenverzeichnis

1. Marcel Isinger: Körperfettreduktion für Sportlerinnen und Sportler, Independently published 2021
2. Statistiken zum Thema Diät und Diätprodukte: https://de.statista.com/themen/7452/diaet-und-diaetprodukte/#dossierSummary__chapter4
3. Veränderung der Anzahl der Mahlzeiten, die zu Hause eingenommen werden, in Deutschland in den Jahren 2005 bis 2015: https://de.statista.com/statistik/daten/studie/442026/umfrage/veraenderung-der-anzahl-der-mahlzeiten-in-deutschland/
4. Hans Kantereit im Interview mit Prof. Wolfgang Meyerhof: Ich schrei gleich vor Glück! – ein Gespräch über Gefühle beim Essen, Effilee, Ausgabe 35, 2015/2016
5. Cindy Schulz (4.2.2021): Dopamin: So wirken Lebensmittel auf die Ausschüttung, https://praxistipps.focus.de/dopamin-so-wirken-lebensmittel-auf-die-ausschuettung_128983?msclkid=12a68206af4a11ec9e14fc2d2bb301c4
6. Angelika Lensen (12.1.2019): Abnehmen: Das beste Verhältnis der Makronährstoffe, https://www.gesundheitundwissenschaft.com/2019/01/abnehmen-das-beste-verhaltnis-der.html?msclkid=5e3432e6affe11ec905a1a65952d3288
7. Patienteninformation.de: Essstörungen – bin ich betroffen?, https://www.patienten-information.de/kurzinformationen/essstoerungen
8. Bundeszentrale für gesundheitliche Aufklärung: Essstörungen, https://www.bundesgesundheitsministerium.de/service/begriffevon-a-z/e/essstoerungen.html
9. Bundeszentrale für gesundheitliche Aufklärung: Essstörungen, Binge Eating Störung, https://www.bzga-essstoerungen.de/was-sind-essstoerungen/arten/binge-eating-stoerung/
10. Simone Munsch, Andrea Wyssen, Esther Biedert: Binge Eating. Kognitive Verhaltenstherapie bei Essanfällen, Beltz, 3., vollständig überarbeitete Edition 2018
11. Camilla Lindvall Dahlgren, Line Wisting, Øyvind Rø (2017): Feeding and eating disorders in the DSM-5 era: a systematic review of prevalence rates in non-clinical male and female samples, 2017 Dec 28;5:56. doi: 10.1186/s40337-017-0186-7
12. Deutsche Hauptstelle für Suchtfragen e. V.: Essstörungen – Zahlen, Daten, Fakten, https://www.dhs.de/suechte/essstoerungen/zahlen-daten-fakten
13. Patienteninformation.de: Essstörungen – bin ich betroffen?, https://www.patienten-information.de/kurzinformationen/essstoerungen
14. Vigo, Gesund leben. AOK Rheinland/Hamburg (19.12.2019): Übergewicht und Adipositas: die neuen Volkskrankheiten, https://www.vigo.de/rubriken/krankheit-und-therapie/stoffwechsel/lesen/uebergewicht-und-adipositas-volkskrankheiten.html
15. Academy of Sports: https://www.academyofsports.de/de/lexikon/waist-to-hip-ratio-whr/
16. Marion Sonnenmoser: Night-Eating-Syndrom: Mehr als eine schlechte Angewohnheit, Deutsches Ärzteblatt, Ausgabe Juli 2009, S. 316
17. Christine Leitner (11.08.2021): Die richtige Trinkmenge, https://www.apotheken-umschau.de/gesund-bleiben/ernaehrung/die-richtige-trinkmenge-713041.html?msclkid=09b37ef7b65311ecb746a139ad792952
18. Deutsche Gesellschaft für Ernährung e. V., Wasser trinken – fit bleiben, www.dge.de
19. Nuria Pape: Achtsam Schlank. 6-Schritte-Plan für ein natürliches Hunger- und Sättigungsgefühl, https://www.acht

samschlank.de/dein-6-schritte-plan-fuer-einnatuerliches-hunger-und-saettigungs gefuehl/
20. Olivia Wollinger: Essanfälle adé. Vom emotionalen Essen zum persönlichen Wohlfühlgewicht, Ullstein 2018
21. Stiftung Gesundheitswissen: Wie funktioniert das Gehirn?, https://www.stiftung-gesundheitswissen.de/gesundes-leben/koerper-wissen/wie-funktioniert-das-gehirn?gclid=CjwKCAjwgviIBhBkEiwA1oD2j36fKnGRYNsolCl4OGRCjboZGC8idDIWWEZxEESwYbNHqL2Z9Vv_hoCK-EQAvD_BwE
22. Prof. Dr. Achim Peters: Das egoistische Gehirn. Warum unser Kopf Diäten sabotiert und gegen den eigenen Körper kämpft, Ullstein 2012
23. Nicole Paschek (1.3.2018): Das Gehirn hat immer Hunger, https://www.dasgehirn.info/handeln/ernaehrung/das-gehirn-hat-immer-hunger#:~:text=Im%20Vergleich%20zu%20anderen%20Organen,um%20die%20Uhr%20aktiv%20ist.
24. Achim Peters, Britta Kubera, Christian Hubold, Dirk Langemann: The Selfish Brain: Stress and Eating Behavior. Front Neurosci. 2011; 5: 74, 30.5.2011; doi: 10.3389/fnins.2011.00074
25. Jürgens, H.S., et al.: «Development of diabetes in obese, insulin resistant mice: Essential role of dietary carbohydrates in beta cell destruction»; in: Diabetologia, 2007, www.pubmed.ncbi.nlm.nih.gov (Abruf: 13.07.2021)
26. Marjolein Dubbers: Hormonpower. Mit der richtigen Ernährung die Hormone ins Gleichgewicht bringen und neue Lebensenergie gewinnen – Anders essen, besser fühlen, stressfreier leben; Heyne 2017
27. Univ. Prof. Dr. Johannes Huber: Übergewicht – die Geisel der Frau, https://www.drhuber.at/uebergewicht/
28. David E. Cummings et al.: Plasma ghrelin levels after diet-induced weight loss or gastric bypass surgery, in: The New England Journal of Medicine, 23.5.2002; doi: 10.1056/NEJMoa012908
29. Kry Magazin, Dr. Céline Guyomar (3.6.2021): Diese Hormone regeln dein Hungergefühl; www.kry.de/magazin/diese-hormone-machen-hungrig-und-satt/
30. Prof. Oliver T. Wolf: Wie Stress unser Gedächtnis beeinflusst. Neueste Einsichten der Stressforschung, Fakultät für Psychologie, Arbeitseinheit Kognitionspsychologie, Ruhr-Universität Bochum
31. Deutsche Diabeteshilfe: Jede fünfte Frau mit Normalgewicht hat eine Insulinresistenz, 7.2.2011, https://www.diabetesde.org/pressemitteilung/fuenfte-frau-normalgewicht-hat-insulinresistenz#:~:text=Jede%20f%C3%BCnfte%20Frau%20mit%20Normalgewicht,%7C%20diabetesDE%20%2D%20Deutsche%20Diabetes%2DHilfe
32. Diabetes Ratgeber, Insulinresistenz, 18.5.2021, https://www.apotheken-umschau.de/krankheiten-symptome/diabetes/lexikon/insulinresistenz-809433.html
33. Zentrum der Gesundheit, Die Ursachen einer Insulinresistenz, 6.10.2021, https://www.zentrum-der-gesundheit.de/krankheiten/diabetes/diabeteserkrankungen/insulinresistenz
34. Ratgeber Gesundheit, NDR, Diabetes Typ 2: Symptome, Ursachen und Behandlung, 16.1.2022 https://www.ndr.de/ratgeber/gesundheit/Diabetes-Typ-2-Symptome-Ursachen-und-Behandlung,diabetes196.html
35. Prägung, https://www.biologie-seite.de/Biologie/Pr%C3%A4gung_(Verhalten)
36. Matthias Riedl: Die Macht der ersten 1000 Tage: Falsche Ernährungsmuster aus der frühen Kindheit aufdecken und der Prägungsfalle endlich entkommen; GU 2020

37. Bas Verplanken: The Psychology of Habit – Theory, Mechanisms, Change, and Contexts, Springer International Publishing 2018
38. James Clear: Die 1%-Methode – Minimale Veränderung, maximale Wirkung. Mit kleinen Gewohnheiten jedes Ziel erreichen; Goldmann 2020
39. Simone Munsch, Andrea Wyssen, Esther Biedert: Das Leben verschlingen? Hilfe für Betroffene mit Binge-Eating-Störung, Beltz 2018
40. Intrinsische Motivation, Lernpsychologie – Lernen und Gedächtnis – einfach erklärt, https://www.lernpsychologie.net/motivation/intrinsische-motivation
41. Informationen zum LUXX-Profil und dem Gallup-Test auf der Webseite des Emotional Eating Instituts oder unter: https://www.luxxprofile.com/de/luxxprofile und https://www.gallup.com/home.aspx
42. Claudia Bechert-Möckel (26.7.2020): Die Mind-Behavior-Gap – die Lücke zwischen dem, was wir wollen, und dem, was wir tun (Radiosendung); https://leben-lieben-lassen.de/die-mind-behaviour-gap-die-luecke-zwischen-dem-was-wir-wollen-und-dem-was-wir-tun/
43. Denise Renée Schuster (Mai 2020): Wie dich deine Glaubenssätze von gesunder Ernährung abhalten, https://foodlovin.de/wie-dich-deine-glaubenssaetze-von-gesunder-ernaehrung-abhalten/
44. Dohnt, H.K., & Tiggemann, M. (2006): Body Image Concerns in Young Girls: The Role of Peers and Media Prior to Adolescence. Journal of Youth and Adolescence, 35(2), 141–151. https://doi.org/10.1007/s10964-005-9020-7
45. Elizabeth H. Evans, Martin J. Tovée et al. (2013): Body dissatisfaction and disordered eating attitudes in 7- to 11-year-old girls: Testing a sociocultural model, DOI: 10.1016/j.bodyim.2012.10.001
46. Harriet Brown (6.12.2017): These Women Were Fat-Shamed By Their Doctors – And It Almost Cost Them Their Lives, https://www.huffpost.com/entry/these-women-were-fatshame_b_8516646
47. Hess, U., David, S., & Hareli, S. (2016): Emotional Restraint is Good for Men Only: The Influence of Emotional Restraint on Perceptions of Competence. Emotion, 16, 2, 208–213; DOI: 10.1037/emo0000125
48. Mark Galliker: Psychologie der Gefühle und Bedürfnisse: Theorien, Erfahrungen, Kompetenzen; Kohlhammer Verlag 2009
49. *Grafik aus* https://commons.wikimedia.org/wiki/File%3A*Plutchik-wheel_de.svg*, By Machine Elf *1735, Metoaster (Own work; File:Plutchik-wheel.svg) Public domain, via Wikimedia Commons*
50. Rosemarie Dypka: Das emotionale Konto. Ihr Weg zu innerem Reichtum; Carl Ueberreuter Verlag 2006
51. Jens L. Tiedemann: Scham, Psychosozial-Verlag 2013
52. Bastienne Neumann: Gut ist nicht gut genug – Wie Perfektion dein Essverhalten beeinflussen kann; https://bastienne-neumann.de/perfektion-im-essverhalten/
53. Madeleine Gauffin: Was ist Orthorexie?, Podcast, 14.10.2019, Dein Weg aus der Essstörung
54. UGB, Vereine zur Unabhängigen Gesundheitsberatung: Was ist Orthorexia nervosa?, Stand 2006; https://www.ugb.de/exklusiv/fragen-service/was-ist-orthorexia-nervosa/?essstoerungen-magersucht
55. Rolf Sellin: Wenn die Haut zu dünn ist. Hochsensibilität – vom Manko zum Plus, Kösel-Verlag 2020
56. Arta Ramadani: Hochsensible Menschen – Fühlen ohne Filter, ZDF, August 2017
57. Emotional Eating Study, Dr. Kathrin Vergin, 2020
58. Emily Nagoski, Amelia Nagoski: Stress. Warum Frauen leichter ausbrennen und

was sie für sich tun können, Kösel-Verlag 2019
59. Kim Busch: Biologische Stresstheorie und physiologische Stressreaktion, Studienarbeit, 2007, Europa-Universität Flensburg (ehem. Universität Flensburg); GRIN Verlag 2016
60. Quarks & Co: Können wir uns mit der richtigen Atemtechnik wirklich entspannen?, https://www.quarks.de/gesundheit/koennen-wir-uns-mit-der-richtigen-atemtechnik-wirklich-entspannen/
61. Dr. med. Mirriam Prieß: Resilienz. So entwickeln Sie Widerstandskraft und innere Stärke; Goldmann Verlag 2019
62. Patienteninformation.de, Patientenleitlinie: Unipolare Depression, https://www.patienten-information.de/patientenleitlinien/depression/kapitel-4
63. Klaus Bernhardt: Depression und Burnout loswerden. Wie seelische Tiefs wirklich entstehen und was Sie dagegen tun können, Ariston 2019
64. Landsiedel-Seminare, Reframing, https://www.landsiedel-seminare.de/nlp-bibliothek/practitioner/p-05-00-reframing.html
65. Gesundheit.gv.at: Psychosomatik: Was ist das?, https://www.gesundheit.gv.at/krankheiten/psyche/psychosomatik/was-ist-das
66. Landeszentrale für Gesundheitsförderung in Rheinland-Pfalz e. V.: Der Körper als Spiegel der Seele – Psychosomatische Erkrankungen erkennen, 1.10.2018; https://www.lzg-rlp.de/de/event/der-körper-als-spiegel-der-seele-psychosomatische-erkrankungen-erkennen.html
67. ANAD: Behandlungsmöglichkeiten, https://www.anad.de/essstoerungen/behandlungsmoeglichkeiten/
68. MiniMed Studium: Was sind Antioxidantien? (27.2.2019), https://www.minimed.at/medizinische-themen/stoffwechsel-verdauung/was-sind-antioxidantien/
69. NDR, Ballaststoffe: Gut für Darmflora und Herz (18.10.2021), https://www.ndr.de/ratgeber/gesundheit/Ballaststoffe-sind-gesund-und-foerdern-Verdauung,ballaststoffe101.html